医療・看護・介護で

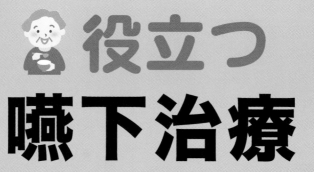

役立つ
嚥下治療
エッセンスノート

編著
福村直毅
（社会医療法人健和会健和会病院 健和会総合リハビリテーションセンター長）

全日本病院出版会

序文

「嚥下障害をなんとかしなければ.」そう考える人たちが次第に増えている．一方で嚥下治療のノウハウは広がっていない．一部のエキスパートたちは蓄積した経験から適切な治療を判断しているが，彼らの考え方を整理し，分析した報告はほとんどない．

さて，私たちは嚥下治療中の自らの思考過程を整理して分析し，ある理論を導き出すことができた．今回はその理論を紹介する．さらに初学者が嚥下治療をイメージしやすいように様々なモデルを用いて解説した．本書はいわば公式集である．

嚥下治療が困難である原因の 1 つは嚥下障害が見つけにくいことにある．肺炎は悪性新生物，心疾患に次いで日本人死因の第 3 位である．このニュースの陰には日本ほど肺炎で亡くなる人が多い先進国はないというメッセージが隠れている．そして肺炎で亡くなる方の多くが嚥下障害による肺炎，誤嚥性肺炎だということも．食物による窒息死も嚥下障害が強く影響している．そして痩せこけて褥瘡に苦しむ人が多いのも日本特有の問題であり，この背景にも嚥下障害による栄養障害が隠れている．嚥下障害は日本人の健康を大きく損なっていながら，肺炎や窒息，低栄養による障害などに姿を変えて現れて正体をつかませない手ごわい相手である．

2 つ目に，さらに嚥下治療を難しくしているのは，かかわる機能が多岐にわたることである．嚥下障害は食べる機能の障害である．そして呼吸機能にも悪影響を及ぼし，呼吸機能障害も嚥下機能に影響する．認知機能や上肢機能，体幹機能も相関する．

3 つ目に文化の影響も見逃せない．食文化がどう形成されてきたのか，あるいはある個人がどういった食事を好むのかは主観的，感情的で偶発的な要素が多く非論理的ですらある．臨床では科学的態度と感情的態度の交点を見出す作業も必須となる．

本書では第 2 点目，多様な器官と機能をどう理解し，分析するとよいかを中心に構成した．というのは，機能を把握することはもっとも客観性が高い作業と考えたからである．また個々の症例においてすばやく障害像を構成するには，まず多くの情報から核となる情報を取り出し，骨格となるモデルを作り上げる必要がある．本書ではどの情報に注目すべきかを明確にするよう心掛けた．

今回は臨床ですぐに活用できる情報を中心に提示するよう心掛けた．そのため理論の背景やレアケースについてはあえて述べていない．本書を読んで興味を持たれた方には学習の機会や研修を提供するのでご連絡いただければありがたい．

医療従事者，福祉関係者，あるいは家族，患者ご自身が嚥下治療を理解し，安全に食べて生活できる一助になれば幸いである．

2015年9月

福村　直毅

Contents

Chapter 0　嚥下診断入門チャート

症状からおおよその原因と対策を導く　2

Chapter Ⅰ　疫学

1. 嚥下障害の定義　6
2. 肺炎　9
3. 食物による窒息　12
4. 低栄養　15
5. 診療報酬・介護報酬　17

Chapter Ⅱ　解剖

1. 咽頭・喉頭の立体構造　22
2. 弁　26

Chapter Ⅲ　診断

1. 誤嚥のメカニズム　30
2. 治療方針の選択　33
3. 食道　37
4. 喉頭　44
5. 咽頭　51
6. 口腔　59
7. 姿勢　65
8. 頭頸部　69
9. 嚥下機能評価手順「福村モデル」　71
10. 認知機能　75
11. 嚥下造影検査　78
12. 嚥下内視鏡検査　81

Chapter Ⅳ　治療

1. 栄養療法　88
2. 呼吸理学療法　91
3. 栄養ルートの選択　94
4. 嚥下機能改善術　98
5. 誤嚥防止術　100
6. 薬物の影響　101

Chapter Ⅴ　チームとシステム

1. 治療理念の統一　106
2. 役割とチーム構成　109
3. 職種と主な仕事　112
4. スクリーニング・アセスメント　115
5. 急性期　119
6. 回復期　122
7. 生活期　125

Chapter Ⅵ　多職種からのアプローチ

1. 接遇　128
2. 介助の基礎　131
3. IOE 法（間歇的口腔食道経管栄養法）　148
4. 持続唾液誤嚥の軽減　152
5. 嚥下関連トレーニングの基礎　154
6. 間接的嚥下訓練の工夫　158
7. バルーン訓練　171
8. 口腔ケア　176
9. 咀嚼能力の判定　181
10. 義歯管理　184
11. 脳卒中リハビリテーション病棟での栄養管理　189

索　引 …………………………………… 197

執筆者一覧

編集者

福村　直毅　社会医療法人健和会健和会病院，
健和会総合リハビリテーションセンター長
日本摂食嚥下リハビリテーション学会認定士

執筆者（執筆順）

福村　直毅　社会医療法人健和会健和会病院，
健和会総合リハビリテーションセンター長
日本摂食嚥下リハビリテーション学会認定士

福村　弘子　社会医療法人健和会健和会病院，摂食嚥下障害専任看護師
日本摂食嚥下リハビリテーション学会認定士

田口　充　庄内医療生活協同組合鶴岡協立リハビリテーション病院，
言語聴覚士
日本摂食嚥下リハビリテーション学会認定士

原　純一　きらり健康生活協同組合上松川診療所，歯科医師
日本摂食嚥下リハビリテーション学会認定士

湯田亜希子　医療法人社団陵栄会山形デンタルクリニック，歯科医師

吉野ひろみ　きらり健康生活協同組合上松川診療所，歯科衛生士
日本摂食嚥下リハビリテーション学会認定士

菅原　久美　庄内医療生活協同組合鶴岡協立リハビリテーション病院栄養科，
管理栄養士

Chapter

0

嚥下診断入門チャート

Chapter 0 嚥下診断入門チャート

症状からおおよその原因と対策を導く

チャートの使い方

①表 1-B にある症状の中から，患者の症状と合いそうなものを見つける．
②見つけた症状の行の左（表 1-A）に書いてあるのが「原因かもしれない障害」．
③表 2-A から②で見つけた「原因かもしれない障害」を見つける．
④その障害の右（表 2-B）に書いてあるのが代表的な「対応方法」．
•「対応方法」は障害が重いほど，患者の全身状態や免疫状態が悪いほど厳格に，そして複数用いることになる．

例

①「水分でむせる」との訴えあり．表 1-B から「水分でむせる」を見つける．
②表 1-A から，「堤防機能障害」「咽頭収縮不全」「嚥下反射惹起遅延」の 3 つが「原因かもしれない障害」と推定される．
③表 2-B から，食材：ゆっくり流れる食材，適度に張り付く食材
　　　　　　　姿勢：**完全側臥位法**，前傾座位
　の 4 つの対応方法が示された．
•患者の全身状態がよく，免疫状態もよく，水分でむせる割合が低ければ，1 つの対策を実施して水分でむせなくなるかを確認する．
　例えば：前傾座位を採用…前傾座位（前かがみになって，下向きで飲むように心がける）
•患者の全身状態が悪かったり高齢であるなど，免疫状態に疑問がある，また，水分でよくむせる場合，複数の対策を実施してむせるかどうかを確認する．
　例えば：完全側臥位法，水分にとろみをつける，ペースト食の採用
　※この症状の場合，水分に入れるとろみ剤は濃度を高めるほど安全性が増す．

嚥下診断入門チャート

表1　2×4システム(ツーバイフォー)：症状

原因かもしれない障害(1-A)		症状(1-B)
食道	食道入口部開大不全	食事だけでなく唾液も飲めない 水分は飲めるが固形物は飲めない
	逆流	逆流の自覚，嘔吐，慢性の咳，喉の痛み，胸焼け
喉頭	堤防機能障害	水分でむせる，声ががらがらする
	声門閉鎖不全	声がかすれる，一息で出せる音が短い
咽頭	咽頭収縮不全	水分でむせる，声ががらがらする
	嚥下反射惹起遅延	水分でむせる，声ががらがらする
口腔	送り込み不全	口を閉じてしまい食べられない 口が閉じず食事が口から出てしまう いつまでも口に溜めている
	咀嚼不全	歯が欠けている，歯が痛い 呂律が回らない

表2　2×4システム(ツーバイフォー)：対応方法

原因かもしれない障害(2-A)		対応方法(2-B)
食道	食道入口部開大不全	食材：粘度の低い流体・ゼリー 姿勢：完全側臥位法＋顎突出・頸部回旋 訓練：バルーン訓練 そのほか：輪状咽頭筋切断術・喉頭挙上術
	逆流	食材：固形化 姿勢：完全側臥位法，食後座位／完全側臥位 そのほか：投薬・食道拡張術・逆流防止術
喉頭	堤防機能障害	食材：ゆっくり流れる食材 姿勢：完全側臥位法，前傾座位
	声門閉鎖不全	食材：ゆっくり流れる食材 姿勢：完全側臥位法 そのほか：声帯内転術など
咽頭	咽頭収縮不全	食材：適度に張り付く食材 姿勢：完全側臥位法，前傾座位
	嚥下反射惹起遅延	食材：ゆっくり流れる食材 姿勢：完全側臥位法，前傾座位
口腔	送り込み不全	姿勢：顔面を上に向ける(鵜呑み，0°仰臥位，完全側臥位＋頸部回旋)
	咀嚼不全	食材：丸飲みで安全に嚥下できる食材 そのほか：義歯

(福村直毅)

Chapter I 疫 学

Chapter I 疫学

1 嚥下障害の定義

Summary

◉一般的定義

正常な嚥下の機能が損なわれること＝機能障害

◉リハビリテーション的定義

患者を取り巻く社会が要求する，または個人が希望する食事で，窒息，肺炎，低栄養が生じる可能性が高いと判断できる嚥下機能

Essence ① 「摂食」と「嚥下」

「食べる」という行為は専門用語で「摂食」である．「摂食」のうち，咽頭から先を「嚥下」と言う．「食べる」ことの障害は「摂食障害」だが，精神科領域での摂食障害との混同を避けるためと咽頭に問題があることが多いため，「嚥下障害」と称された．ひるがえって認知や麻痺，口腔の問題も重要であると見直されて「摂食」の障害全体を示せるように「摂食嚥下障害」と言うこともある．

Essence ② 嚥下機能の障害

一般的には「嚥下機能」が正常から逸脱し問題が生じる状態を嚥下障害と言う．つまり正常な嚥下機能とその範囲を知らなければ嚥下障害を知ることはできない．一方で，正常な嚥下機能の知見は嚥下障害ではないと考えられたサンプルから導き出されたものであり，嚥下機能障害は嚥下機能障害ではないものではないもの（二重否定）によって見出されている．したがって明確な嚥下機能障害の状態を見つけ出すのは容易であるものの，正常嚥下機能と嚥下機能障害の境界域は不明瞭であり，明確に分けることは困難である．つまり，正常な嚥下機能をできるだけ明確に判別するには嚥

下機能障害の症例を多数経験して嚥下機能障害ではない状態を明らかにする個々の経験が必要である．

Essence ③ 障害の3層構造と嚥下障害

障害を扱う医療分野はリハビリテーション医療と呼ばれている．リハビリテーション医療において障害を考えるときにはWHOが2001年5月に採択したICF (International Classification of Functioning, Disability and Health)[1)]において生活機能と障害の過程で示されたモデルを参考にすることが多い(図Ⅰ-1)．

嚥下機能障害を単独で評価することはきわめて難しい．例えば軟らかいものを好む人と硬いものを好む人では必要となる機能が違ってくる．こういった個人の好みなどの「個人因子」が嚥下機能の評価に影響してくる．また生活している国や地域でよく食べられる食事，例えば日本において窒息死亡事故を多数起こしている餅などの「環境因子」も嚥下機能を考えるうえで忘れてはいけないものになる．つまり「個人因子」，「環境因子」，「心身機能・身体構造」の相互作用を考えて嚥下障害を把握していく．また障害そのものを「心身機能・身体構造」だけでなく，日常生活能力を中心とした「活動」と社会とかかわる力や状態を示す「参加」を含めて診断すると，嚥下障害への介入方法を検討しやすくなる．

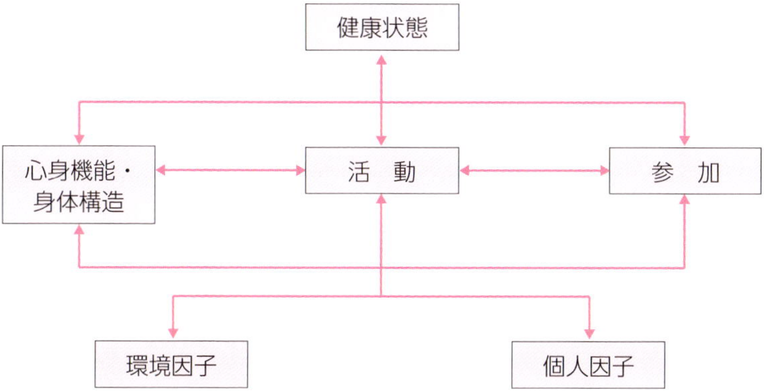

図Ⅰ-1　ICFの構成要素間の相互作用（文献1より引用改変）

演習1

社会問題になっている餅による窒息だが，嚥下機能障害にて餅摂取での窒息リスクが高いと評価された際に，ICF の各構成要素ごとに対策をとるとしたらどんな方法が考えられるだろうか.

Answer 私たちの対応

下記の構成要素ごとに考える.

健康状態：窒息時の速やかな救急体制

心身機能・身体構造：餅で窒息しない機能再獲得

活　動：餅摂取時の見守りや介助

参　加：餅を食べなくても社会参加ができる工夫

環境因子：窒息しない餅作り．餅を食べなくてもよい文化

個人因子：餅摂取にこだわらない気持ち

（福村直毅）

文　献

1）障害者福祉研究会：国際生活機能分類（ICF）―国際障害分類改定版―，中央法規出版，2002.

2 肺炎

Summary

- 肺炎の原因の多くが嚥下障害
- 加齢とともに罹患率，死亡率ともに上昇
- 日本人死因の第3位
- 日本は先進国内で肺炎死亡者数が多い国

Essence ① 嚥下障害によって肺炎が生じる

嚥下機能障害から生じる代表的な問題が誤嚥である．誤嚥とは食物などが誤って気管に入ることを言う．誤嚥の結果生じる「誤嚥性肺炎」は肺炎の原因の多くを占める．誤嚥される内容物は食物以外にも唾液や逆流してきた消化管液もある．水や汚染が少ない少量の唾液であれば誤嚥しても肺炎になるリスクは小さい．一方で多量の唾液やひどく汚染された唾液，消化管液，食物の誤嚥では肺炎になるリスクが大きい．免疫機能の低下によって誤嚥の侵襲に抗えなくなっていくため，高齢になるほど誤嚥性肺炎が増加していく．

Essence ② 日本人死因の第3位

平成23年に肺炎は脳卒中を抜いて日本人死因の第3位となった(図I-2)．10人に1人が肺炎で亡くなっている．死亡率が上昇している主な死因は悪性新生物，心疾患，肺炎である．

Essence ③ 日本は先進国内で肺炎死亡者数が多い国

肺炎による死亡は国際的に見た場合, 日本でずば抜けて多い. 図I-3は肺炎死亡者数の推移であるが，人口が日本より多いアメリカやロシアを抑え

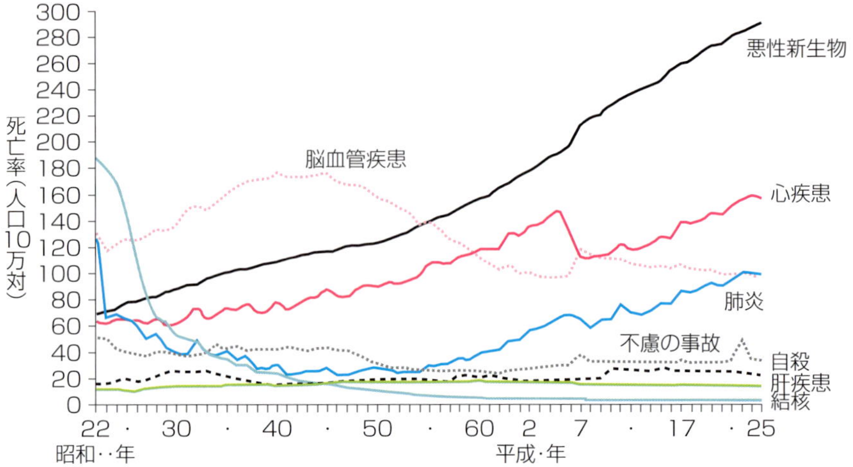

注：1）平成6·7年の心疾患の低下は，死亡診断書（死体検案書）（平成7年1月施行）において「死亡の原因欄には，疾患の終末期の状態としての心不全，呼吸不全等は書かないでください」という任意書きの施行前からの周知の影響によるものと考えられる．

2）平成7年の脳血管疾患の上昇の主な要因は，ICD-10（平成7年1月適用）による原死因選択ルールの明確化によるものと考えられる．

図 Ⅰ-2　主な死因別にみた死亡率の年次推移

（平成 25 年人口動態統計月報年計（概数）の概況より）

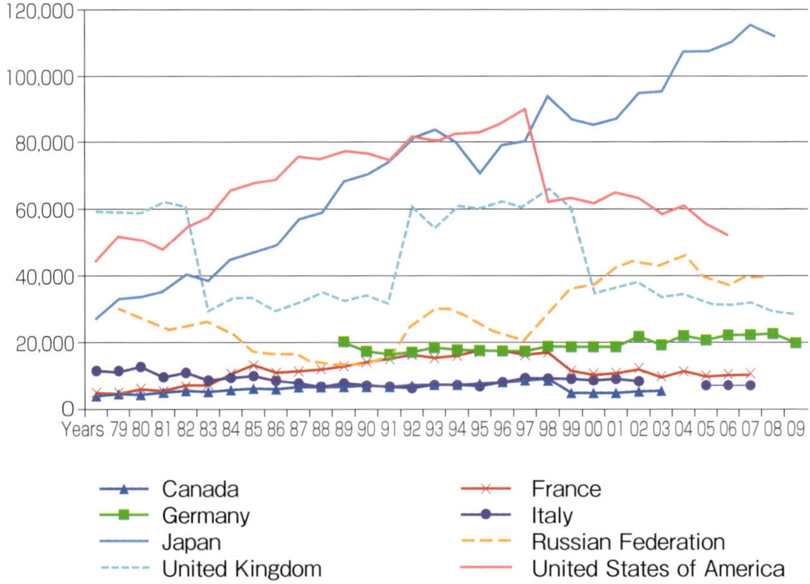

図 Ⅰ-3　肺炎による死亡数の年次推移（G8 の比較）

（資 料：WHO “Health statistics and health information systems「Mortality Database」”）

て死亡数が多くなっている．他国では日本に比べるとゆるやかな高齢化傾向はあるものの，日本のように右肩上がりに増え続けているところはない．

演習 2

肺炎による死亡数が先進諸国中で最も多く，さらに増え続けているのが日本の特徴である．

どのような対策が考えられるだろうか．

Answer 私たちの対応

肺炎死亡の多くは高齢者であり，さらに高齢者の肺炎では嚥下障害が原因になったものが多い．つまり嚥下障害の管理を徹底すると肺炎発症が抑えられ，肺炎死亡数を低下させられる可能性がある．

（福村直毅）

Chapter I 疫学

3 食物による窒息

Summary

- 不慮の事故で死亡数が最も多い
- 嚥下障害が原因
- 世界的に見て日本は食物や胃内容物による窒息が多い国

Essence ① 不慮の事故死で最も多いのが不慮の窒息死

食物による窒息とはICD 10(国際疾病分類第10版)の「その他の不慮の窒息」W 79「気道閉塞を生じた食物の誤嚥」を示すことが多い．気道閉塞を生じた食物の誤嚥は不慮の窒息死の半数以上を占める(図Ⅰ-4)．不慮の窒息死は交通事故死亡数を上回っている(図Ⅰ-5)．

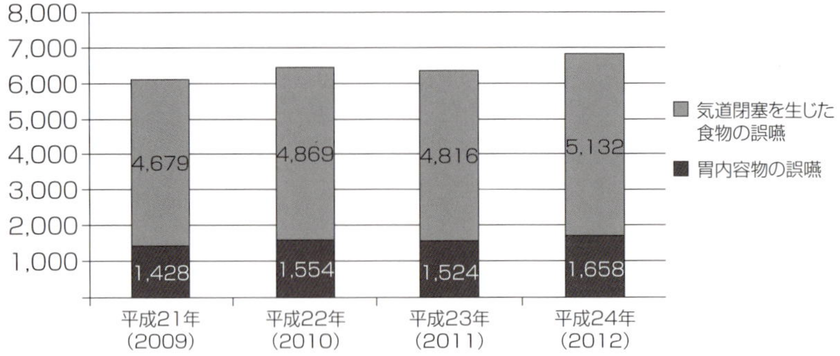

図Ⅰ-4 不慮の窒息による死亡の年次推移
W 78「胃内容物の誤嚥」と W 79「気道閉塞を生じた食物の誤嚥」
(厚生労働省平成24年人口動態統計より)

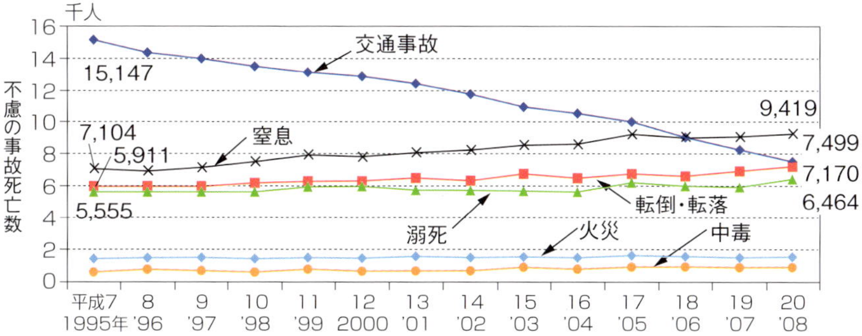

図 Ⅰ-5　**主な不慮の事故の種類別にみた死亡数の年次推移―平成 7～20 年―**
（平成 21 年度「不慮の事故死亡統計」の概況より）

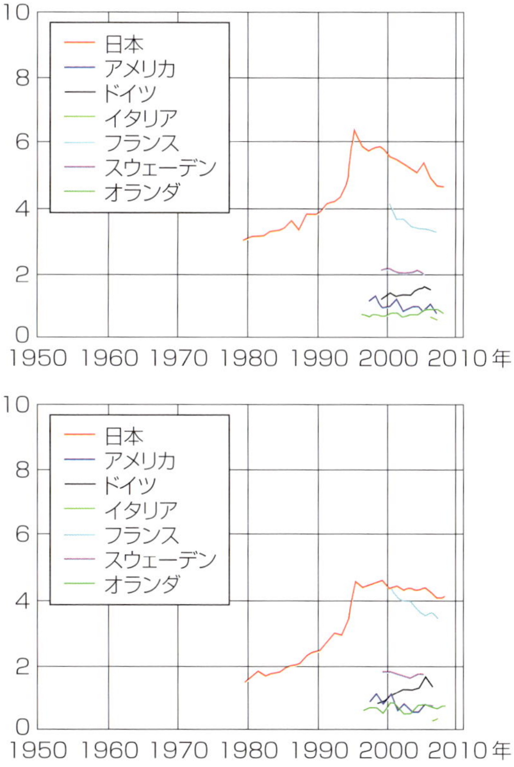

図 Ⅰ-6
不慮の窒息：年齢調整死亡率の年次推移（上：男性，下：女性，対 10 万人）
（池田一夫ほか：日本における事故死の精密分析．東京健安研セ年報，61：373-379，2010.）

Essence② 食物による窒息と嚥下障害

気道閉塞を生じるほどの誤嚥が生じるのは嚥下機能に見合わない食事摂取が原因になる．食べられると判断した食物で窒息したのであれば，本人や周囲がイメージした嚥下機能に実際の嚥下機能が及ばなかったために誤嚥が生じたと考えられる．つまり食物による窒息の背景には嚥下障害が存在する．

Essence③ 世界的にも高い日本の窒息死亡率

日本の不慮の窒息死亡率は世界的にトップクラスである．図Ⅰ-6は不慮の窒息死の年齢調整死亡率の推移である．日本はアメリカに比べ2倍以上，イタリア，スウェーデン，オランダの5倍程度の死亡率である．

演習3

日本で多い，食物による窒息死を防ぐにはどんな対策があるだろうか．

Answer 私たちの対応

窒息死の原因となっている嚥下障害に対策することである．個々の嚥下機能を確認し無理のない食事を意識するとともに，嚥下機能の改善を図る．また，嚥下機能の低下は年齢とともに進むため，高齢者に適した食事が提供される文化を育む．

（福村直毅）

4 低栄養

Summary

- 嚥下障害患者に低体重が多い
- 低栄養は肺炎のリスク
- 日本の栄養摂取量はバブル期以降減少

Essence ① 嚥下障害と低栄養

独立行政法人国立長寿医療研究センターの摂食嚥下障害に係る調査研究事業報告書[1)]によれば，嚥下障害がある患者のBMI（body mass index：体重（kg）／身長（m）^{2}）の中央値は，一般病床18.9，回復期リハビリテーション病床19.8，医療療養型病床18.2，介護療養型病床18.8，老人保健施設18.5，特別養護老人ホーム19.3であった．調査対象となった施設すべてで嚥下障害があると低体重，低栄養になっていることが示唆された．

Essence ② 低栄養は肺炎死リスク

久山町研究ではBMI 19未満のグループで，いわゆる痩せているほど有意に肺炎死亡率が高かった[2)]．またオランダでは市中肺炎の治療においてBMIが低いほど院内死亡率が高いことが報告されている[3)]．死亡リスクが最も低かったのはBMI 30〜39.9の群であった．

低アルブミン血症により水溶性抗菌薬は分布容積が増大し，特に蛋白結合率が高い抗菌薬ではクリアランスが増加するため，投与量から予測されるよりも血中濃度が低くなることがある．

Essence ③ 日本人の栄養摂取量

FAOSTAT(国際連合食糧農業機関データベース)によると2009年に日本で消費された栄養は国民1人当たり平均で2,723 kcalであった．バブル期にピークを迎えて1996年以降徐々に低下している．先進国での浪費分はおよそ1/3と考えられているので，日本人の平均摂取栄養量は1,800 kcal強と推定される．この値は2011年の国民健康・栄養調査結果の概要にある1,840 kcalと近似している．「日本人の食事摂取基準(2015年版)」策定検討会報告書では身体活動の程度に応じて3段階に必要エネルギー量を推定している．例えば70歳以上の男性では身体活動レベルが低い順に1,850 kcal，2,200 kcal，2,500 kcal．70歳以上の女性では1,500 kcal，1,750 kcal，2,000 kcalと推定されている．

世界各国の1人当たり1日の栄養消費量は1992～2007年の平均値で比較すると，アメリカ合衆国の3,728 kcalを筆頭に，上位は欧米の国々が占めている．アジアでは韓国が3,058 kcal，日本が2,888 kcal，中国が2,825 kcalである．アジア諸国では1人当たり1日平均で2,000 kcal程度を摂取しているものと推定される．

日本はエネルギー摂取量自体が世界水準からみて少ないのである．

(福村直毅)

文　献

1) 平成23年度老人保健事業推進費等補助金老人保健健康増進等事業：摂食嚥下障害に係る調査研究事業報告書.
2) 中山敬三ほか：一般住民における肥満に伴う合併症と生命予後：久山町研究．日老医誌，**34**：935-941, 1997.
3) Pickkers P, et al：Body mass index is associated with hospital mortality in critically ill patients：observational cohort study. Crit Care Med, **41 (8)**：1878-1883, 2013.

Chapter I 疫学

5 診療報酬・介護報酬

Summary

◉平成 26 年度診療報酬，平成 27 年度介護報酬においては，経口摂取に重きを置いて組み替えられた．

◉摂食嚥下障害に関する，平成 26 年度診療報酬改定の要点

- 経口摂取を目指し，胃瘻造設の前の嚥下検査について，胃瘻造設時嚥下機能評価加算（2,500 点）が設けられた．また，胃瘻抜去術（2,000 点）も新設された．
- 摂食機能療法に経口摂取回復促進加算（185 点）が新設された．

◉摂食嚥下障害に関する，平成 27 年度介護報酬改定の要点

- 経口維持支援に対する介護報酬が充実し，“口から安全に食事をとる”ことへの支援が見直された．

Essence ① 嚥下検査

算定可能な嚥下検査は，嚥下造影検査と嚥下内視鏡検査（内視鏡下嚥下機能検査）である．

嚥下造影検査は，嚥下造影，透視診断と造影剤使用撮影を請求できる．

胃瘻造設時嚥下機能評価加算の要件として，嚥下造影検査か嚥下内視鏡検査が必要になる．

Essence ② 摂食機能療法

「摂食機能障害を有する患者に対して 30 分以上行った場合に限り，1 月に 4 回を限度として算定する．ただし，治療開始日から起算して 3 月以内の患者については，1 日につき算定する．」ものである．

摂食機能療法を実施できる職種は多く，医師または歯科医師の指示の下

に，言語聴覚士・看護師・准看護師・歯科衛生士・理学療法士・作業療法士が，訓練・指導を行った場合が対象になる．食物や水分の経口摂取を伴う直接的嚥下訓練と伴わない間接的嚥下訓練，摂取方法や摂取姿勢の検討や指導，肺炎を予防する環境づくりと指導，義歯の装着と咀嚼指導など摂食機能療法の内容は多岐にわたり，他業種の参加を必要とする．

経口摂取回復促進加算は，鼻腔栄養または胃瘻の患者に対して高い割合で経口摂取に回復させている場合の摂食機能療法の評価として，平成 26 年度に新設された．経口摂取回復率 35％以上，月に 1 回以上の嚥下造影または内視鏡下嚥下機能検査の実施，月に 1 回以上のカンファレンスなどの実施により，治療開始日から起算して 6 月以内に限り加算が可能である．

（福村直毅）

表 I-1　平成 26 年度診療報酬点数表（一部抜粋）

＜医科＞		
E003.7	嚥下造影	240 点
E000	透視診断	110 点
E002.3	造影剤使用撮影（アナログ）	144 点
	造影剤使用撮影（デジタル）	154 点
D298-2	内視鏡下嚥下機能検査	600 点
H004	摂食機能療法（1 日につき）	185 点
	経口摂取回復促進加算	185 点
A233-2	栄養サポートチーム加算（週 1 回）	200 点
K664	胃瘻造設術	6,070 点
K939-5	胃瘻造設時嚥下機能評価加算	2,500 点
K665-2	胃瘻抜去術	2,000 点
K386	気管切開術	2,570 点
K400	喉頭形成手術	
	1　人工形成材料挿置術，軟骨片挿置術	18.750 点
	2　筋弁転位術，軟骨転位術，軟骨除去術	28,510 点
K403-2	嚥下機能手術	
	1　輪状咽頭筋切断術	18,810 点
	2　喉頭挙上術	18,370 点
	3　喉頭気管分離術	28,210 点
	4　喉頭全摘術	28,210 点
＜歯科＞		
H001	摂食機能療法（1 日につき）	185 点
	経口摂取回復促進加算	185 点
A233-2	栄養サポートチーム加算（週 1 回）	200 点

表 I-2　平成 27 年度介護報酬点数表（一部抜粋）

＜口腔機能向上サービス＞	
選択的サービス複合実施加算（Ⅰ）	480 単位
選択的サービス複合実施加算（Ⅱ）	700 単位
＜口腔機能維持管理加算＞	
口腔衛生管理体制加算	30 単位／月
口腔衛生管理加算	110 単位／月
経口移行加算	28 単位／日
経口維持加算（Ⅰ）	400 単位／月
経口維持加算（Ⅱ）	100 単位／月
＜通所＞	
口腔機能向上加算	150 単位×2／月
栄養改善加算	150 単位×2／月

Chapter Ⅱ 解剖

Chapter Ⅱ 解剖

1 咽頭・喉頭の立体構造

Summary

哺乳類…腹臥位で捕食
→咽頭・喉頭の立体構造は腹臥位に適応

◉食事の流れと空気の流れを分ける構造＝喉頭蓋＋披裂喉頭蓋襞《ひだ》

〈嚥下反射以外〉…食事と空気の流れが共存

• 食事の流れ
口腔→奥舌→喉頭蓋谷→咽頭喉頭蓋襞《ひだ》→梨状窩
• 空気の流れ
鼻腔→咽頭腔→喉頭蓋背側→声門→気道

〈嚥下反射中〉…食事しか流れない

• 食事の流れ
口腔→中咽頭→反転した喉頭蓋上→下咽頭→食道

Essence ① 腹臥位に適応した咽頭・喉頭

多くの哺乳類は捕食時に腹臥位である．ヒトの咽頭・喉頭の構造と他の哺乳類の咽頭・喉頭の構造は似通っている．ヒトの咽頭・喉頭も腹臥位で摂取する構造を残していると推測される．まず咽頭・喉頭の立体構造を，腹臥位時の機能で理解しよう．

咽頭・喉頭の果たす重要な役割は摂食(食事の流れ)と呼吸(空気の流れ)を分けることである．腹臥位時には披裂喉頭蓋襞《ひだ》が水平になるのが利点である．

Essence ② 食事と空気を分ける構造物

喉頭蓋は重い食事は下を，軽い空気は上を通るようにできている(図Ⅱ−1)．

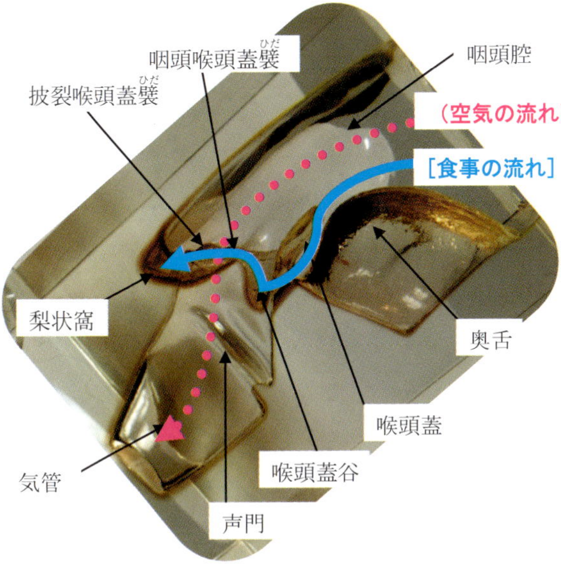

図 Ⅱ-1　咽頭・喉頭モデル(高研)矢状断

腹臥位をイメージして前傾させた．------ は空気の流れ，―――― は嚥下反射時以外の食事の流れを示す．互いに喉頭蓋と披裂喉頭蓋襞《ひだ》で分離される．

下を流れる食事の流路は喉頭蓋と披裂喉頭蓋襞《ひだ》によって空気の流れと分けられている．

喉頭蓋谷と梨状窩を仕切る襞《ひだ》は咽頭喉頭蓋襞《ひだ》である(図Ⅱ-2)．食事は図Ⅱ-3の実線に沿って喉頭蓋，咽頭喉頭蓋襞《ひだ》でせき止められ，流れる方向を変え階段状に連続するカスケードを形成することで速度を減じ，梨状窩へと流れていく．食事が下咽頭へ流れ込むまでに時間がかかるほど誤嚥しにくくなるため，流速を落とす構造になっているものと思われる．

一般的な座位，すなわち体幹を前傾させないで座位で摂取した場合は咽頭・喉頭の構造物が全体に立ち上がる．披裂喉頭蓋襞《ひだ》は腹側が立ち上がった状態になるため，披裂喉頭蓋襞《ひだ》の背側の披裂間切痕が食事のルートと空気のルートを分ける構造物で最も低い位置になる．したがって一般的な座位では，梨状窩で披裂間切痕以下の空間に食事が限局する場合に誤嚥を防ぐことができる．

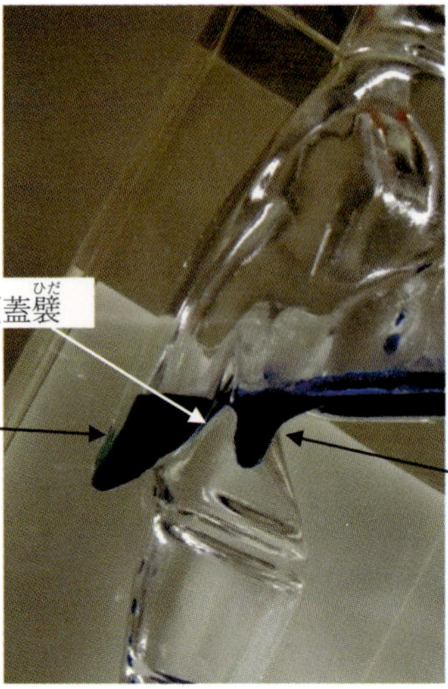

図 Ⅱ-2
咽頭・喉頭モデル(右が腹側)に前傾位で色つき水を流した.
喉頭蓋谷と梨状窩に色つき水が貯留している様子がわかる.咽頭喉頭蓋襞《ひだ》が喉頭蓋谷と梨状窩を仕切る.

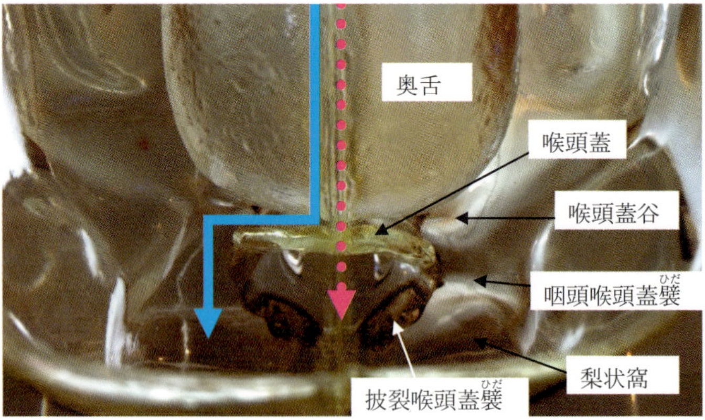

図 Ⅱ-3　**咽頭・喉頭立体モデル(上部から観察.上が腹側)**
空気は点線に沿って喉頭蓋の背側から気道に通過する.食事は実線に沿って梨状窩へ流入する.

Essence ③ 嚥下反射中は食事だけが通過する構造に変化

嚥下反射中に咽頭・喉頭は食事を通過させる機能だけに集中している.嚥下反射惹起時間はごく短いため,短時間で食事を通過させるために抵抗が少ない流路を形成する必要がある.したがって,嚥下反射時以外には流速を落とす役割を果たしていた喉頭蓋を反転させ，中咽頭から下咽頭に至るルートの抵抗を低下させる．反転した喉頭蓋は下咽頭と喉頭前庭をルーズに分離する．さらに食道入口部を大きく開き，下咽頭から食道へのルート抵抗を最小にする．

演習4

体幹角度が仰臥位 30° のときの咽頭・喉頭立体構造をもとに，嚥下反射時以外の食事の流れを考えてみよう．

Answer 私たちの考え

口腔から咽頭に送り込まれた食事は喉頭蓋を越えて咽頭後壁に直接落ちる(図Ⅱ-4)．さらに咽頭後壁の傾斜にしたがって梨状窩まで滑り落ちる．食事のルートと空気のルートを分ける構造は披裂部と披裂間切痕のみである．

咽頭後壁は大きな起伏がないことが多く，咽頭・喉頭の立体構造において食事の移動スピードに影響する因子は咽頭後壁の傾斜角度だけである．

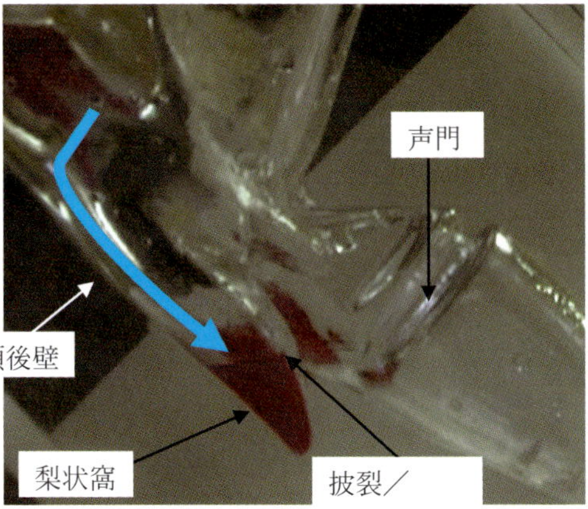

図 Ⅱ-4
咽頭・喉頭モデル(体幹 30° 頸部前屈を模した．右上が腹側)

(福村直毅)

Chapter II 解剖

2 弁

Summary

◉咽頭を中心につながった空間を仕切る弁

口唇……………外界と口腔
舌………………口腔と中咽頭
軟口蓋…………口腔と中咽頭／上咽頭と中咽頭
喉頭蓋…………中咽頭と下咽頭／中咽頭と喉頭前庭
披裂喉頭蓋襞《ひだ》…下咽頭と喉頭前庭
食道入口部……下咽頭と食道
声門……………喉頭前庭と気管
噴門……………食道と胃

Essence ① 咽頭を中心につながった空間を仕切る弁（図 II -5）

摂食嚥下は食事を飲み込む動作である．一方で食事がいくつかの空間を選択的に通ることでもある．中咽頭を中心にそれぞれの空間とそれらを仕切る弁がある．

Essence ② 理想的な食物の流れ

食物の流れるメカニズムは詳細に分析すると，健常者であっても必ずしも一致しない．個々の能力や個性に合わせたメカニズムを習得している．最も理想的なメカニズムを知っておくと分析に役立つ．理想的な摂食嚥下メカニズムは以下のようになる．

口腔に取り込まれた食物は嚥下できるように加工される．この工程が咀嚼である．咀嚼中は軟口蓋の働きにより口腔内に食物がとどまる．食物が舌の働きで中咽頭に送り込まれる際に軟口蓋は緩み，食物の移動を妨げな

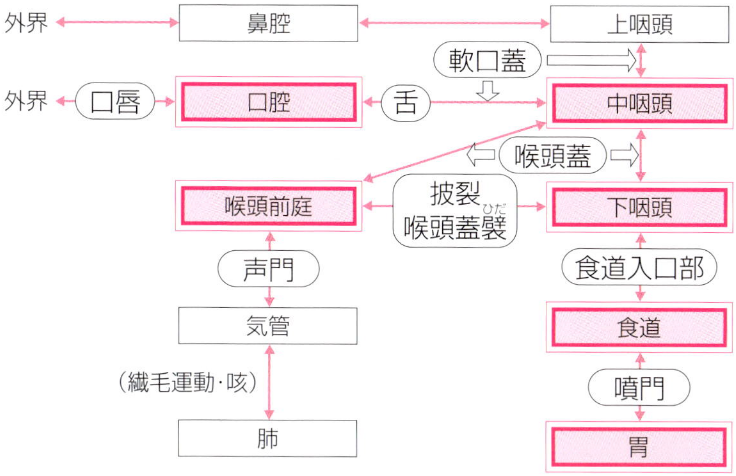

図 Ⅱ-5　**嚥下と呼吸に関わる空間(□)とそれぞれを仕切る弁機能を持った構造物(○)**

例えば喉頭蓋は中咽頭と下咽頭，喉頭前庭を仕切る．
二重線で囲われた空間は収縮する．弁機能のない鼻腔⇔上咽頭と気管⇔肺での能動的な移送は繊毛運動と気流による．

い．中咽頭では喉頭蓋により食物が保持される．嚥下反射が惹起されると軟口蓋は上咽頭と中咽頭を遮るように動く．気管に食物が入らないように声門が閉じ，喉頭前庭部が収縮する．中咽頭が収縮すると同時に喉頭蓋が喉頭前庭上に倒れこみ，中咽頭から喉頭蓋の左右，または倒れた喉頭蓋上を滑って下咽頭に移動する．輪状咽頭筋が弛緩して食道の入り口が開き，下咽頭が収縮して食物が食道に移動する．

これらの運動の際，口腔，咽頭，喉頭前庭は空間が残らないほど十分に収縮することが期待される．なぜならば収縮しない空間が残っているとそこに食物が残り，嚥下運動後に呼吸をした際，誤嚥する可能性があるからである．

食物は口腔，中咽頭，下咽頭，食道，胃と移動していく．それ以外の空間に食物が入ると問題が起こる可能性がある．食物の移動ルートと隣接しているのは上咽頭，喉頭前庭である．

Essence ③ 個性の捉え方

それぞれの空間の形や収縮力，弁機能には多くのバリエーションがあると同時に，疾患や外傷などによって機能の変化が生じる．例えば喉頭蓋による中咽頭と下咽頭の間の弁機能が不十分な場合を多く目にする．喉頭蓋の両脇(咽頭喉頭蓋襞《ひだ》)から下咽頭(梨状窩)に食物が流れ落ちる．この場合，大きく2つの代償方法がある．1つは食物が下咽頭に流れ落ちる前に嚥下反射が起こることである．そうすれば食物が中咽頭にあるうちに嚥下反射が惹起されるため，喉頭蓋による弁機能を代償できる．もう1つは下咽頭の貯留能力が高いことともに下咽頭と喉頭前庭の間の弁機能(披裂喉頭蓋襞《ひだ》)が優れていることである．喉頭前庭に食物が入らないような代償が求められる．

演習 5

軟口蓋による弁機能で口腔と中咽頭を仕切る機能が解除されず，口腔から中咽頭に食物が移動できない症例がある．

どんな症状を呈すだろうか．

Answer 現れる症状

食物が口腔内にとどまってしまうため，いつまでも口に溜めている．飲み込まずに口から食物を出す．したがって拒食のように見えることがある．

口腔内に食べ物を詰め込むと軟口蓋が圧力で押し上がって咽頭に食物が入ることもあるので，口いっぱいに食べ物を詰め込むようになる症例もある．

(福村直毅)

Chapter

Ⅲ 診　断

Chapter Ⅲ 診断

1 誤嚥のメカニズム

Summary

◉嚥下反射中の誤嚥

- 食事が移動するエネルギー　＝圧勾配＋重力
- 声門／喉頭前庭機能が十分　⇒咽頭と気管が交通しない⇒誤嚥しない
  声門／喉頭前庭機能が不十分⇒咽頭と気管が交通する　⇒誤嚥し得る

◉嚥下反射時以外の誤嚥

- 食事が移動するエネルギー＝重力⇒位置エネルギー
- 咽頭・喉頭腔にある食事が気管へ流入するルートがあると，誤嚥し得る

Essence① 誤嚥が生まれる2つの時間

誤嚥はいつ生じるのか．声門閉鎖不全がなければ嚥下反射中は誤嚥は生じないので，嚥下反射時以外に限定して誤嚥が生じると言える．嚥下反射中と嚥下反射時以外とで誤嚥のメカニズムを分けて考える必要がある．

Essence② 嚥下反射中の誤嚥

一般に嚥下反射中には咽頭腔と気管は喉頭前庭の収縮と声門の閉鎖という弁機能(誤嚥防止弁)により分離される．誤嚥防止弁が機能していれば嚥下中に誤嚥することはない．誤嚥防止弁が十分機能せず，嚥下反射中に咽頭腔と気管が交通していると食事が気管に入り得る．

嚥下反射中に咽頭腔にある食事は重力と筋収縮が生じる嚥下圧によって加速度を得る．嚥下圧による加速度は交通している空間でより圧力が低い場所に向けて生じ，それぞれの場所の圧力の差(圧勾配)に比例して大きくなる．食事には口腔から咽頭に移送されるときに口腔内圧と咽頭内圧の差(圧勾配)によって生じる初速がある．また食事が流れる空間(流路)の形状

や狭さ，食事と接する粘膜の状態により抵抗が変化し，抵抗が大きくなると流速は遅くなっていく．食事自体にも流れやすさがあり速度に影響する．これらの重力，圧勾配による加速度，流路の抵抗，食事の流れやすさにより，嚥下反射中に食事がどの方向にどの程度流れるかが決まる．

嚥下中の誤嚥では咽頭腔から気管に向けて圧勾配が生じる．嚥下反射中に誤嚥防止弁がどの程度開いているかにより流路の抵抗が変化し，開いているほど誤嚥しやすくなる．

Essence ③ 嚥下反射時以外の誤嚥

嚥下反射時以外は咽頭・喉頭腔にある食事にかかる加速度は重力だけである．したがって食事の加速度は咽頭・喉頭の立体構造が作る流路の傾斜により変化し，傾斜が急なほど加速度は大きくなる．

Essence 2 で述べたように，食事には口腔から咽頭に移送されるときに口腔内圧と咽頭内圧の差(圧勾配)によって生じる初速がある．また食事と咽頭・喉頭粘膜との間で生じる摩擦(静止摩擦，動摩擦，転がり摩擦など)，表面張力などにより速度が変化する．粘膜の状態によっても摩擦の大きさが変化する．

重力による移動は高いところから低いところへの移動になる．咽頭・喉頭の起伏と重力方向の関係がどうなっているかが食事の移動方向を決める．

嚥下反射時以外に誤嚥するかは，食事が重力に従って流れていった場合に気道に流入するような流路があるかで決まる．

気道にまで食事が流入してくると呼吸による影響が生じる．吸気時に気道方向へ，呼気時に咽頭方向へ加速度が生じる．

演習 6

声門閉鎖が良好で，喉頭前庭の収縮が不十分だとする．

前傾座位で水分を摂取した．嚥下反射は摂取した水分が咽頭に送り込まれると同時に生じ，嚥下反射中に喉頭前庭に水分が流入し，嚥下反射後に声門を越えて誤嚥した．

水分の誤嚥に影響する因子を考えてみよう.

Answer 私たちの考え

＜嚥下反射中＞

声門閉鎖が良好なため嚥下中に誤嚥はしない.

喉頭前庭の収縮が不十分で喉頭前庭上部に空間が残る. 嚥下圧が高くなったとき, 喉頭前庭上部の空間の圧力との差で水分に加速度が生じ, 喉頭前庭上部に流入する. また重力は咽頭から喉頭前庭上部に流入する方向と垂直に働いており, 誤嚥にほとんど影響しない.

＜嚥下反射後＞

喉頭前庭上に位置した水分は嚥下反射後に喉頭前庭上から重力による加速度を受けて移動する. 喉頭前庭のなす傾斜と粘膜の状態, 粘膜と水分との間に生じる摩擦や表面張力と喉頭前庭上の水分量, 吸気や呼気の強さや時間などの因子が働く. 前傾座位時には喉頭前庭部は声門に向かってすり鉢上の形状をしているので, 水分が動き始めると声門に向かって加速される.

（福村直毅）

Chapter Ⅲ 診断

2 治療方針の選択

Summary

- 「食べられる可能性を追求」が最善
- 「冒険は失敗のもと」

Essence ① 食べられる可能性を追求

障害を対象とした医療はリハビリテーション医療と称されている．リハビリテーション医療の最大の目標は障害者の社会的統合にある．つまり障害を持っても社会に受け入れられ，その人らしく生き続けることである．社会的統合を円滑に進めるには嚥下障害に対してどういった方針を採ったらよいのだろうか．

嚥下障害とは安全に食べ続けられなくなった状態を示す．

方針として，

① 食べなくても安全に生活できるようにする
② 安全でない方法で食べ続ける
③ 安全に食べ続けられるよう工夫をする

の 3 つが考えられる．

一般に食事を通じたコミュニケーションが様々な場所で数多くみられる．一緒に食べることで心理的な距離を縮める．例えば家庭や居酒屋で一杯飲みながらの団欒がある．また食事の提供を通じて関係性を深めていく．例えば家庭での主婦と家族の関係がある．結婚式などでも食事をしながら式を進める．冠婚葬祭も食事と切り離せない．まったく食べられない状況は社会的統合を阻害する大きなバリアになってしまう．つまり ① の方針は避けられれば避けたい．

一方で，リスクを承知で食べ続けることも社会にとって大きな負担になる．レストランでもひどくむせながら食べる人がいると心配で様子を見てしまうだろう．食事の提供者からしても，自分が提供したもので窒息したり肺炎になったりすれば心理的な負担は計り知れない．食事介助者に対する負担感も同様である．嚥下障害によって生じたリスクは個人にとってのリスクであるだけではなく，社会に帰属し患者に関係する構成員にとってのリスクへと転嫁されていく．したがって②の方針では個人のリスクを社会に拡散してしまう恐れが強く，患者本人の意思だけではなく患者が帰属する社会全体がリスクを受け入れる覚悟がなければ問題を生じてしまう．

まったく食べられない状況を避け，しかも安全を担保できるとしたらどうだろうか．社会的統合にまったくバリアはないだろうか．実際にはいくらかのバリアが存在する．例えば安全に食べるために必要な食事の工夫や姿勢の工夫はどこでもできるだろうか．そういった工夫が必要な人に対する偏見はないだろうか．私たちは他の差別問題と同じように，嚥下障害に対する差別問題を抱えている．差別問題を背景とした社会的圧力によって社会的統合が阻害されるケースも多く見られる．一方で，差別を乗り越えるために安全な食事を提供しようとする取り組みも広がっている．嚥下障害があっても安全に食べられるような郷土食が地域ごとにあり，嚥下障害があっても安全に食べ続けるための文化が感じられる．こういった状況で治療者として第一に選択したい方針は③の「安全に食べ続けられるよう工夫をする」である．様々な工夫を考えるとともに，社会に受け入れられるようなアイディアを積み重ねる必要がある．また社会を構成する一人ひとりが嚥下障害をもった人を社会に受け入れる義務を持つことになる．

しかし，すべての嚥下障害患者が安全に食べ続ける工夫を受け入れるわけではなく，すべての患者に対してそういった工夫を見つけられるとは限らない．①，②の方針を採用する場面も出てくるだろう．そういったときは，③の方針以上に社会的統合に対するアプローチを強化しなければならない．リハビリテーション医療として考えたときには，③の「安全に食べ続けられるよう工夫をする」方針が，最も成功しやすい方法ということなのだ．

Essence ② 冒険は失敗のもと

嚥下障害を診察した際に判断に迷うケースもある．とろみは使うべきかどうか，ゼリーは食べられるのか，座って食べられるのかなど一つひとつの判断で確信を持てないことがあるだろう．そのようなときはどうしたらよいのか．

嚥下障害は患者の能力以上の食事で 3 つの大きなリスクが生じる．① 1 回の誤嚥で生じる窒息，② 繰り返す誤嚥で生じる肺炎，③ 摂取量が減ることで生じる低栄養である．これらを生じなくても恐ろしいことが進んでいく．嚥下機能の低下である．患者の能力以上の食事によってもたらされる慢性的な喉頭侵入や誤嚥によって局所の炎症を生じるなどして，結果的に嚥下機能の低下を引き起こす．

嚥下障害では冒険は失敗になるリスクが高い．もしチャレンジするのであれば，そのリスクを説明し同意を得たうえで頻繁に再評価を繰り返す必要がある．

演習 7

症例について考えてみよう．

75 歳，男性．水分で頻繁にむせるという主訴で家族とともに一般内科外来を受診した．本人はむせてもなんでもない，今まで通りの食事で十分だと言う．

治療方針をどうしたらよいか．

Answer 私たちの対応

嚥下障害は個人にとってのリスクであるだけでなく，社会にとってのリスクである．家族がリスクを感じている以上，個人の希望だけで「安全でない方法で食べ続ける」を選択することは難しい．

①「食べなくても安全に生活できるようにする」を選択するなら，胃瘻を

すすめることになるだろう．この方針を成立させるには食べない選択の正当性と，また食べられるようになる可能性について十分検討して説明する必要がある．

②「安全でない方法で食べ続ける」を選択するならば，本人の意向に従って対策をとらないことになるだろう．この場合は窒息や肺炎，低栄養になり得ることと，嚥下障害が次第に進行していくであろうことを予測しなければならない．また家族が作った食事，施設やレストランなどの第三者が提供した食事で窒息するなど，家族や社会に対するリスクがあることも予測して指導しなければならない．この選択は十分に説明をし，記録を残しておかなければ治療者自身をも追い込むことになるかもしれない．

③「安全に食べ続けられるよう工夫をする」場合にはどう工夫すれば安全なのかを検討することになる．必要な嚥下機能検査ができることはもちろん，なぜその工夫が必要か説明するコミュニケーション力が求められる．

Ⓐ　上記 ①～③ の方針のいずれもある．

本人，本人を取り巻く社会，治療者の三者にとって最も理想的なのは「安全に食べ続けられるよう工夫をする」だろう．治療者自らが嚥下障害の評価をできるよう研鑽するか，嚥下障害の評価をできる他の治療者に紹介することになるだろう．

（福村直毅）

Chapter Ⅲ 診断

3 食道

Summary

◉食道入口部開大不全

〈症　状〉重症例は，食事だけでなく唾液も飲めない
中等度例は，水分は飲めるが固形物が飲めない

〈検　査〉嚥下造影

〈対　策〉

1. 食事の工夫…粘度の低い流体・ゼリー
2. 姿勢の工夫…完全側臥位法，一側嚥下，仰臥位 30°
3. 嚥下手技……顎突出，頸部回旋
4. 訓　練………バルーン訓練
5. 電気生理……喉頭挙上筋群の機能的電気刺激
6. 手術治療……輪状咽頭筋切断術，喉頭挙上術

◉食道咽頭逆流

〈症　状〉逆流の自覚，嘔吐，慢性の咳，喉の痛み，胸焼けなど

〈検　査〉嚥下造影，嚥下内視鏡，上部消化管内視鏡

〈対　策〉

1. 姿勢の工夫…完全側臥位法，食後座位
2. 投　薬………蠕動運動改善薬，抗パーキンソン薬，制酸剤など
3. 手術治療……食道拡張術，逆流防止術，食道憩室切除術など

Essence ① 食道入口部開大不全

咽頭から食道に食事が通過しない状態である．最も誤嚥リスクが高い障害である．

原　因

延髄外側症候群(ワレンベルグ症候群)，反回神経麻痺などの神経核から

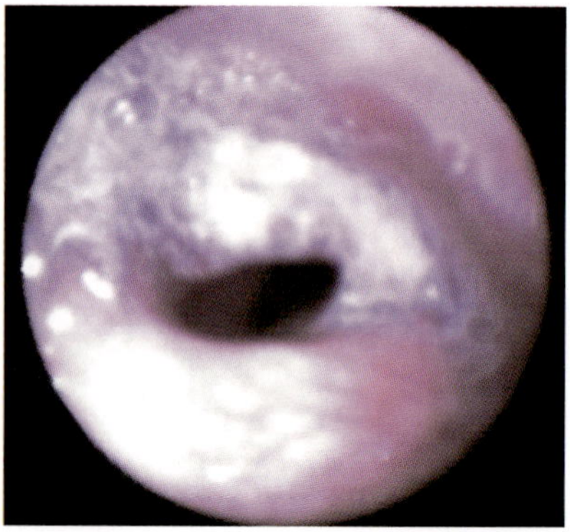

図Ⅲ-1　下咽頭から喉頭上に充満する泡沫様の唾液
写真の下方が喉頭蓋，中央が声門

末梢の神経障害，筋萎縮性側索硬化症，重症筋無力症などの神経筋接合部から筋の障害，局所の炎症や腫瘍，外傷，術後状態，放射線治療による障害などがある．

症　状

重度になると食道入口部がまったく開かないため唾液も含め何も通過せず，常に口から唾液を出している．中等度の場合は若干開いた食道入口部から狭いところを通過できる抵抗が少ないものだけが通るため，水分やゼリーは飲めるが固形物や粘度の高いものは飲めない．唾液については，漿液性唾液は通過するが，粘液性唾液と泡沫様の唾液は通過しにくいため，口から出す唾液は粘度が高い．軽度例では食道入口部の開きがやや狭いため嚥下反射中に食道入口部を通過しきれなかった食事が下咽頭に貯留する(下咽頭貯留の対策，p. 53参照)．

検　査

対策を考えるうえでは嚥下造影検査が必須である．

1．嚥下内視鏡(VE)検査

重度の場合，通過しない唾液が泡沫様に咽頭内腔に充満していることが多い(図Ⅲ-1)．脱水が強いと唾液がほとんど出ていないのでわかりにくいことがある．また唾液を自己喀出したり吸引したりした後もわかりにくい．

食道入口部開大不全が疑われた場合，まず唾液嚥下を促して咽頭にある唾液の量が減るかどうかをみる．減らないようであれば嚥下内視鏡は終了して嚥下造影に進む．唾液の量が減る，または唾液が出ない，嚥下反射が起こらない場合は1～3 cc程度の着色水で嚥下反射を確認する．嚥下反射が出ても下咽頭に多量に唾液や水が貯留しているようであれば，食道入口部開大不全を疑って嚥下造影検査へ進む．

2. 嚥下造影（VF）検査

食道入口部の開大程度を計測する．姿勢や嚥下手技によって開大程度に変化があるかを検討する．訓練や治療の効果判定も食道入口部の開大程度の変化で判別するとわかりやすい．

対策

1. 食事の工夫

食道入口部の開く距離が短くなるので，流路の狭さが抵抗になって食材の流量を減らしてしまう．食道入口部の流路を円筒に近似できると仮定すると，流体の流量は半径の3乗に比例する．つまり食道入口部を通過する量は径が1/2になると1/8になるとイメージできる．食道入口部の狭さによる抵抗を代償するためには食事のもつ固有の抵抗値，粘度を下げるとよい．したがって，ある程度食道入口部が開くのであれば，粘度の低い液体・ゼリーが有利である．

2. 姿勢の工夫

食道入口部の開大が不十分だと嚥下反射後に下咽頭に食物が貯留してしまう．したがって食物貯留量を多くできる完全側臥位法（p. 67参照）が有利である．下咽頭への流入を重力で代償するため，やや頭部を起こした姿勢を検討する．完全側臥位法では喉頭が自重により下になった食道入口部に抵抗をかけることがある．したがって下記の顎突出と頸部回旋法との併用が多い．

嚥下反射惹起が頻繁に生じる場合は，食物を食道入口部に効率よく到達させる目的で体幹30°，45°，60°の仰臥位を用いる．

3. 嚥下手技

食道入口部を開くために喉頭を前上方に引き上げる運動を代償する．喉

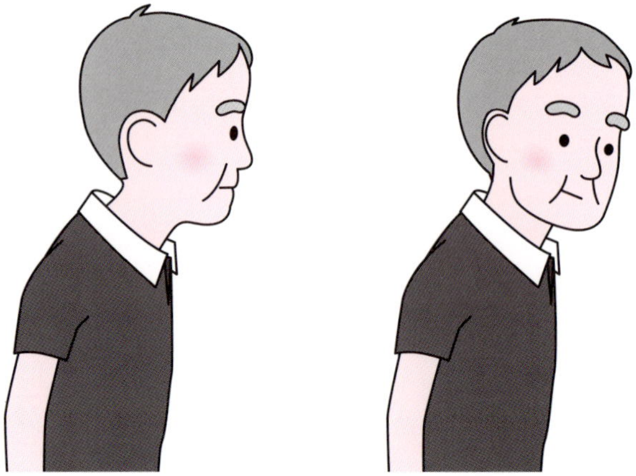

図Ⅲ-2　顎突出手技

頭は舌骨を介してオトガイ(下顎の先)と筋でつながっているため，オトガイで喉頭を前上方に引っ張り出すイメージを持って顎を突出させる顎突出手技がある(図Ⅲ-2 ①)．さらに首を一方に回して喉頭を回した方向に引き上げて，反対側の食道入口部を特に開こうとする頸部回旋法がある(図Ⅲ-2 ②)．

4. 訓　練

瘢痕を伴う障害では，筒状バルーンによる持続的バルーンブジーを行う．機能的な障害では，球状バルーンによるバルーン引き抜き訓練を行う．

5. 電気生理

食道入口部は喉頭を前上方に引き上げる喉頭挙上筋群の収縮で開きやすくなるため，機能的電気刺激により喉頭挙上筋群の収縮を引き起こす方法がある．

6. 手術治療

輪状咽頭筋の機能障害で食道入口部が開かない場合は輪状咽頭筋切断術を行うことがある．さらに喉頭を強制的に引き上げて食道入口部を開く喉頭挙上術を併用することも多い．

Essence② 食道咽頭逆流

食道から咽頭に食事が逆流してくるため，嚥下後様々なタイミングで下咽頭に食事が出現する．誤嚥しやすい位置に不意に食事が上がってくるため対策がとりにくい．また胃液が逆流してきて誤嚥されると，重篤な肺炎(Mendelson 症候群)を引き起こす．

原　因

胃食道逆流症が原因になっている場合，食道蠕動運動の低下が原因になっている場合，食道憩室などの食道変形が原因になっている場合などがある．食道がんによる狭窄や食道アカラシアによる食道胃接合部の弛緩不全もある．

症　状

喉や口腔への逆流の自覚があることが多い．ほかに頻繁な嘔吐や喉の違和感，喉の痛みがあったり，慢性の咳の原因であったりする．胃食道逆流症を伴う場合は胸焼けなどがみられる．

検　査

嚥下造影検査が必須，嚥下内視鏡検査，上部消化管内視鏡検査が有用である．

1. 嚥下内視鏡(VE)検査

嚥下後の逆流が観察されることがある．逆流の自覚がある場合は逆流する条件を確認して再現する．どこから(右？，左？，正中？)，どのタイミングで(嚥下後すぐ？，食後？，就寝時？など)，どの程度逆流するか(少量？，中等量？，多量？)がわかると対策できる．

また胃液の逆流がある場合などは喉頭の炎症所見がみられることがある．

2. 嚥下造影(VF)検査

食道の形態評価，運動評価を行う．食道憩室や食道蠕動運動の状態，生理的狭窄部での通過障害，食道裂孔ヘルニアの評価，胃食道逆流の評価が可能である．治療方針の決定と治療効果の判定に必要な検査である．

3. 上部消化管内視鏡検査

食道炎の程度，食道裂孔ヘルニア，食道憩室など，逆流の原因になるものがあるかを診断する．

対 策

1. 姿勢の工夫

食事が多量に逆流してくる場合は，逆流してきた食事が喉頭へ侵入したり誤嚥したりしないように，咽頭内の貯留スペースを多くとれる完全側臥位法を使う．食事中に多量に逆流する場合は完全側臥位法を用いて摂取させる．就寝時の逆流であれば完全側臥位での就寝を計画する．逆流の位置がわかっていれば逆流側が下になる方法を優先する．

食道蠕動運動不全や生理的狭窄部位での食道内残留が中心であれば，食事の最後に水分を摂取して食事内容物をできるだけ食道内にとどめないようにし，食後座位で1～2時間いるようにする．

2. 投 薬

食道蠕動運動障害に対して蠕動運動改善薬や抗パーキンソン薬，胃食道逆流に対して制酸剤など，軽度の食道アカラシアではカルシウム拮抗薬が適応になる．

食道の運動障害が薬剤性に生じることもあり，内服中の薬の副作用を確認して調整することも重要である．カルシウム拮抗薬は下部食道括約筋を低下させる働きがあるため，胃食道逆流を誘発することがある．ビスホスホネート製剤やNSAIDs(非ステロイド性抗炎症薬)は食道に炎症を生じて食道運動を抑制する可能性がある．その他，抗コリン作用がある薬剤は蠕動運動を抑制する．

3. 手術治療

食道の狭窄によって逆流がある場合は食道拡張術が適応になる．逆流防止術，食道憩室切除術，アカラシアに対する噴門形成術などがある．

演習 8

症例について考えてみよう．

75歳，男性，身長170 cm，体重52 kg．2年前から食事が喉に戻ってくる感覚があった．最近になって戻ってくる量が増えてむせるようになったため受診した．

座位での嚥下内視鏡検査では，嚥下後数秒で食道入口部正中～右から多量に食事が逆流して喉頭へ侵入し，むせる様子が繰り返し認められた．

Q1 現状での対策をどうするか．

Q2 今後の治療で何をしたらよいか．

Answer 私たちの対応

直ちに逆流してくる場合は上部食道に問題があることが推測される．誤嚥を防ぎ十分な栄養摂取を続けるための対策が必要になる．治療計画を立てるには嚥下造影検査が必須となる．

A1 右下完全側臥位で摂取を試みる．逆流したときに誤嚥されるスピードを緩和するため食事の粘性を高めることとし，ペーストとろみ食で水分に強いとろみをつけた．

A2 嚥下造影検査を計画，実施した．

上部食道に食道憩室があり，嚥下反射中に食事が食道憩室内に押し込められて嚥下反射終了と同時に憩室から押し戻され，一部が咽頭に逆流していることがわかった．食道憩室切除術で症状はなくなった．

（福村直毅）

4 喉頭

Summary

◉声門閉鎖不全
〈症　状〉声がかすれる，一息で出せる音節が短い
〈検　査〉嚥下内視鏡
〈対　策〉
1. 食事の工夫…粘度の高いとろみ, ペーストとろみ食, 高エネルギー食
2. 姿勢の工夫…完全側臥位法(頸部回旋)
3. 嚥下手技……息こらえ嚥下
4. 訓　練………頭部挙上訓練
5. 手術治療……声帯内転術，甲状軟骨形成術など

◉喉頭蓋機能不全
〈症　状〉水分でむせる，声ががらがらする
〈検　査〉嚥下内視鏡
〈対　策〉
1. 食事の工夫…粘度を検討したとろみ
2. 姿勢の工夫…前傾座位，完全側臥位法
3. 訓　練………頭部挙上訓練

Essence ① 声門閉鎖不全

声門は咽頭と気管を分ける弁である．嚥下中に声門が閉鎖しないと咽頭内圧が高まったときに気管と咽頭の間に交通がある状態で圧勾配を生じ，気管内に食事が押し込まれる可能性がある．気道に向かう食事の加速度は圧勾配の大きさ，声門閉鎖不全の程度(声門が開いている大きさ)に比例して大きくなり，食事の粘性に反比例して小さくなる．

原　因

延髄外側症候群(ワレンベルグ症候群)，反回神経麻痺などの神経核から末梢の神経障害，筋萎縮性側索硬化症，重症筋無力症などの神経筋接合部から筋の障害，局所の炎症や腫瘍，術後状態，放射線治療，外傷，挿管後遺症，吸引手技合併症による障害などがある．流行性感冒による喉頭炎が原因と思われる一過性の声門閉鎖不全を認めることもある．

症　状

声門閉鎖不全が重度だと発声時に息が抜けてしまい声がかすれたり，一息で出せる音節が短くなったりする．軽度の場合は発声には影響が出にくいが，嚥下反射中の中期にのみ声門が閉鎖し，初期と後期に声門閉鎖不全が出現することがあり，流動性が高い水分や漿液性の唾液の喉頭侵入や誤嚥を認める場合がある．

検　査

嚥下内視鏡検査が有効である．

1. 嚥下内視鏡(VE)検査

喉頭形状の左右差を確認する．さらに「イー」と発声させて左右の喉頭の運動や声帯の運動の違いを確認する．声帯が正中まで寄らない場合は強く息こらえをさせてみて声帯がどこまで寄るかを確認する．声帯が正中まで寄らなくても喉頭前庭が十分に声門を包むように収縮して誤嚥リスクを減らしていることがある．

対　策

1. 食事の工夫

咽頭内圧が高まっている間に誤嚥されないように粘度の高いとろみ，ペーストとろみ食など，ゆっくり流れる食事を選択する．体重が増加し喉頭前庭部のボリュームが増えると声門閉鎖不全の代償ができることがあり，高エネルギー食を検討する．

2. 姿勢の工夫

食事の流れる位置を声門からできるだけ離して誤嚥していくルートが長くなるようにして誤嚥しにくくするとともに，食事が声門よりも下を流れるようにして重力加速度が誤嚥していく食事の加速度を相殺するよう計画する．完全側臥位法が有効になることがある．完全側臥位の場合は喉頭侵入があっても嚥下後に下にしている側に侵入した食事が重力により排出されるため，喉頭への侵入でとどまれば誤嚥を防ぐことができる．頸部回旋を加えることで声門と食事との距離がやや離れることと，食道入口部抵抗が下がり下咽頭から食道へ向かう加速度が増えることで喉頭侵入や誤嚥を防げることがある．

3. 嚥下手技

ある程度気道内圧を高めることと，嚥下後に誤嚥物や侵入物を排出しやすくする目的で，息こらえ嚥下が役に立つことがある．口腔内に食事がある状態で息を大きく吸い込んで息を止め，次に食事を飲み下す．その後に強く息を吐くことで誤嚥物や喉頭侵入物を排出する．

4. 訓　練

喉頭の運動を改善させるため頭部挙上訓練を行う．麻痺側が動かなくても非麻痺側が機能を代償することがある．

5. 手術治療

一側の喉頭麻痺にて声帯が正中に寄らない場合，喉頭形成術（声帯内転術）が適応になる．

Essence② 喉頭蓋機能不全

安静時の喉頭蓋は食事が咽頭に流入してきたときに喉頭前庭に流れ込むのを防ぎ，食事を中咽頭に貯留させて喉頭蓋の左右から梨状窩へと流す働きを持つ（図Ⅲ-3）．これは嚥下反射惹起前に食事が喉頭へ侵入しないように時間を稼ぐ（タイムラグを作る）のに役立つ．この機能が果たせなくなると嚥下反射惹起前に喉頭への侵入が起こるリスクが生まれる．大きな食塊が喉頭へ侵入するのも喉頭蓋機能不全の特徴であり，窒息リスクが高まる可能性がある．

嚥下反射中の喉頭蓋の働きは喉頭前庭上に反転することで食事の流路の抵抗を下げ，かつ喉頭前庭と喉頭蓋の間のスペースを狭くして喉頭前庭上の圧力を高めることである．喉頭蓋の反転が阻害されると流路の抵抗が上がるため喉頭蓋谷に残留が増えることと，喉頭前庭上の圧力上昇が不十分

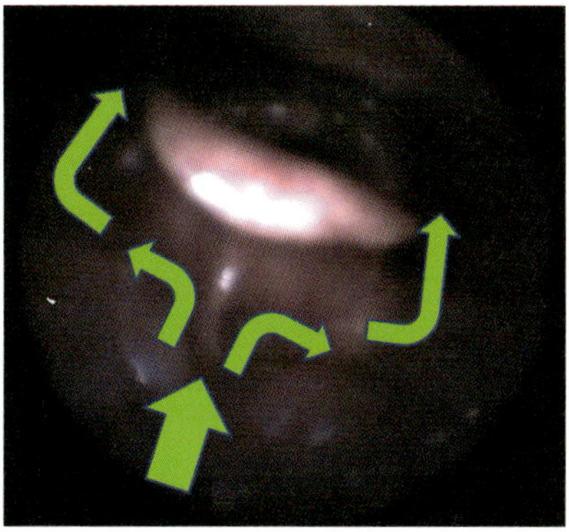

図Ⅲ-3　喉頭蓋による食事の流れの変化

になるため下咽頭と喉頭前庭上に圧勾配が生じて食事が喉頭前庭上に流入するリスクが生じる．喉頭蓋が筒状に変形している場合も喉頭蓋と喉頭前庭の間にスペースが生じるため，同様の問題が生じる．

原　因

生来の個性と炎症などで構造変化が生じて喉頭蓋機能が低下することがある．喉頭挙上筋群の筋力低下で喉頭蓋と舌が接触して安静時の喉頭蓋機能が低下する．頸椎症などで咽頭後壁がせり出し，嚥下反射中の喉頭蓋反転を妨げることがある．

症　状

安静時に喉頭蓋機能が低下していると唾液の喉頭侵入が生じて声ががらがらすることがある．また流速が速い水分やゼリーで嚥下反射前に喉頭侵入が生じてむせることがある．喉頭蓋の筒状変形があったり喉頭蓋反転が障害されていると，嚥下中に流速の速い水分などで喉頭への侵入を生じてむせることもある．

検　査

形状の診断には嚥下内視鏡検査が必須となる．

1. 嚥下内視鏡（VE）検査

喉頭蓋の形状を観察する．筒状変形や，極端に舌側に丸まっていないか，喉頭蓋の横幅は喉頭前庭に食事が流入するのを防げるだけ広いか，など．

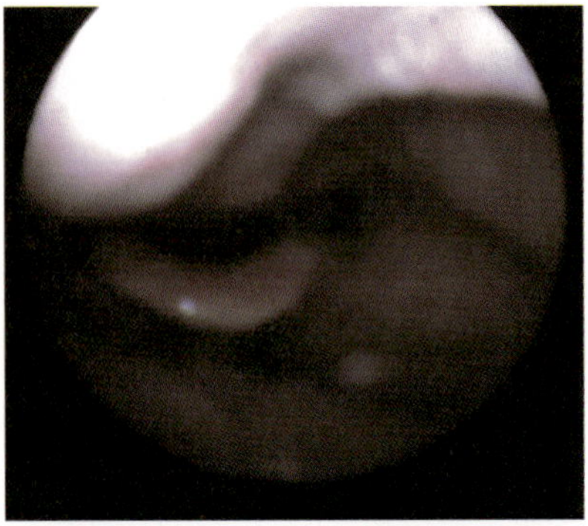

図Ⅲ-4　**頸椎の変形に伴う咽頭後壁の病的突出**
喉頭蓋と対面していて反転阻害を引き起こしている.

さらに安静時に喉頭蓋と舌が接触しているか，咀嚼時に接触しているかを観察する．咽頭後壁の病的なせり出しで喉頭蓋の反転が妨げられていないか観察する(図Ⅲ-4).

2. 嚥下造影(VF)検査

側面で喉頭蓋の形状を観察する．嚥下中の喉頭侵入を観察する.

対　策

1. 食事の工夫

喉頭蓋が作り出していたタイムラグを代償するために食材の流速を遅くする．粘度を検討したとろみを使う．付着性が低いものを避ける.

2. 姿勢の工夫

奥舌の斜度を緩めることで食事の流速を落とすため前傾座位をとる．また喉頭蓋が果たしていた食事の流れを側方に移動させる機能を代償するため完全側臥位法を検討する.

3. 訓　練

喉頭蓋と舌の間のスペースを広げるために喉頭挙上筋群を鍛える頭部挙上訓練を検討する.

演習 9

症例について考えてみよう．

85 歳，男性，身長 165 cm，体重 55 kg(1 年間変化なし)．1 人暮らしで日常生活動作は自立しており弁当を買ってきて食べている．痰がらみが続くことと水分でむせるようになったことを主訴に受診．既往歴は高血圧で Ca 拮抗薬の服薬あり．症状に気づいたのは数年前からで，遠方に住む家族から，最近症状が強くなったと指摘された．発熱なし．四肢麻痺，呂律障害は認めない．

嚥下内視鏡検査を座位で実施したところ，安静時に喉頭蓋が舌と接触して唾液が喉頭蓋を上部から越えて喉頭上に明らかに侵入していた．むせはなく，発声時に喉頭へ侵入した唾液が震えて声質に影響していた．

Q 1　嚥下障害にて食生活の変更など対策をとるべき症例だろうか．

Q 2　嚥下内視鏡検査でフードテストをどう進めるか．

Answer　私たちの対応

85 歳で肺炎発症，死亡リスクが高いグループである．唾液の持続誤嚥が「痰がらみ」の原因と推定される．

A 1　症状が進行しており放置するとさらに嚥下障害が悪化することが予想されるため，対策をとるべきである．

A 2　喉頭蓋機能不全が中心の場合，食材の流速を下げる工夫が有効になる．まず普段の食事姿勢を確認する．前傾座位が習慣化されている場合は前傾座位にて検査する．食事環境でテレビを見ながらとかソファーに座ってなど外的要因で前傾座位が不十分になることが予測されたら食事中の環境を変更するよう指導し，前傾座位で検査する．環境と独立して習慣的に背筋を伸ばして，または背もたれにもたれて食事をしている場合はいつも通りの姿勢で検査する．濃いとろみから順次とろみの程度を弱くして喉頭侵入が生じないとろみの程度を確認する．ヨーグルトなどを咀嚼するよう指示して，咀嚼中に喉頭蓋と舌が接触するかを観察する．咀嚼中に喉頭蓋機能が改善するようなら，咀嚼した食事が移送された場合の流路を確認する．咀嚼中にもかかわらず喉頭蓋機能が改善しない，または咀嚼が不十分で丸飲みの場合は食事が喉頭蓋を越えないうちに嚥下反射が惹起されるか否かで窒息リスクを判断する．

（福村直毅）

5 咽頭

Summary

◉咽頭収縮不全

A. 下咽頭

〈症　状〉水分でむせる，声ががらがらする，痩せている

〈検　査〉嚥下内視鏡検査，嚥下造影検査

〈対　策〉

1. 食事の工夫…ゆっくり流れる食事
2. 姿勢の工夫…前傾座位，完全側臥位法（頸部回旋）
3. 投　薬………副作用の確認と投薬中止検討
（向精神薬，抗てんかん薬，筋弛緩薬，降圧薬など）

B. 中咽頭

〈症　状〉呂律がまわらない

〈検　査〉嚥下内視鏡検査，嚥下造影検査

〈対　策〉

1. 食事の工夫…フィニッシュ嚥下
2. 姿勢の工夫…完全側臥位法
3. 投　薬………副作用の確認と投薬中止検討
（向精神薬，抗てんかん薬，筋弛緩薬，降圧薬など）

◉反射惹起遅延

〈症　状〉水分でむせる，声ががらがらする

〈検　査〉嚥下内視鏡検査，嚥下造影検査

〈対　策〉

1. 食事の工夫…ゆっくり流れる食事
2. 姿勢の工夫…前傾座位，完全側臥位法（頸部回旋）
3. 投　薬………副作用の確認と投薬中止検討
（向精神薬，抗てんかん薬，降圧薬など）

Essence ① 咽頭収縮不全(下咽頭)

食事が咽頭に残留する場合，喉頭蓋よりも上位である中咽頭に残留するのと，喉頭蓋より下位である下咽頭に残留するのではリスクが異なる．喉頭蓋よりも上位であれば，喉頭蓋谷や左右の咽頭喉頭蓋襞《ひだ》腹側に広い貯留スペースがあるため喉頭侵入や誤嚥は生じにくい．一方で喉頭蓋より下位の場合は，食事の貯留スペースが梨状窩しかなく，残留量が増えてくるに従い容易に披裂間切痕などから喉頭へ侵入し誤嚥に至る．つまり下咽頭残留のほうが中咽頭残留よりもリスクが高い．残留を生じるには咽頭収縮圧の低下だけではなく，流路の異常(食道入口部開大不全や咽頭・喉頭の立体構造)，食事の物性など様々な機能が影響してくるが，これらをまとめて下咽頭残留が生じる機能障害を下咽頭収縮不全とする．下咽頭の構造は両側梨状窩がくぼんでいて食事を貯留できるようになっている．貯留できる量は個人差が大きい．

原　因

神経疾患(反回神経麻痺など)，筋原性疾患(筋減少症を含む)，咽頭・喉頭炎，薬剤性などで生じる．

症　状

水分でむせる，声ががらがらする，痩せている．

検　査

下咽頭貯留量を推定するには嚥下内視鏡検査や嚥下造影検査で観察して貯留量を推定する必要がある．

1. 嚥下内視鏡(VE)検査

観察時に梨状窩や披裂間切痕に唾液の貯留を認めることが多い．唾液の随意嚥下を促して下咽頭に残留した唾液が嚥下反射直後に変化するかを観察する．そして唾液が披裂間切痕から喉頭へ侵入しているか，近接して観察する(図Ⅲ-5)．喉頭侵入が観察された場合は水分やゼリーは誤嚥する可能性が高いため避けて，付着性が高いヨーグルトやとろみ水でフードテストを行う．フードテストにて下咽頭の残留位置がどこか(左右の梨状窩，披裂切痕)を確認する．フードテスト後，喉頭侵入や誤嚥の様子を確認し，誤

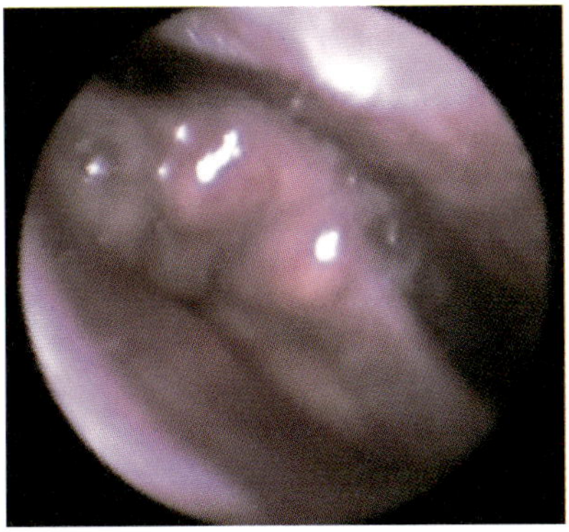

図Ⅲ-5　下咽頭に唾液が貯留
泡沫状の唾液が喉頭侵入している様子もみられる.

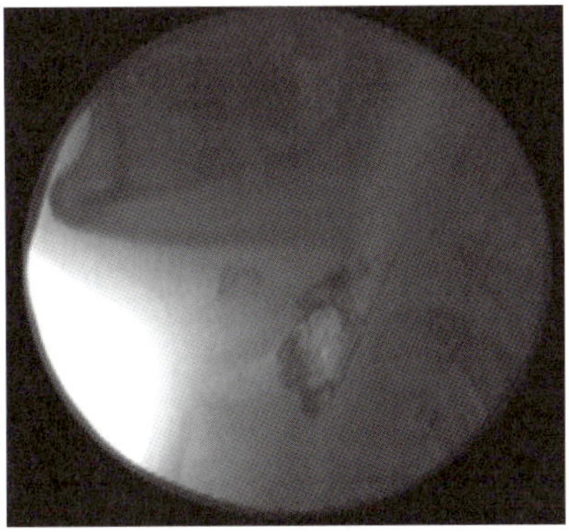

図Ⅲ-6　嚥下造影検査での咽頭残留
梨状窩の残留，披裂喉頭蓋襞に沿った残留と喉頭蓋谷の残留，咽頭後壁の残留を認める.

嚥するリスクが高ければ完全側臥位を検討する.

2. 嚥下造影（VF）検査

側面像で造影剤が梨状窩に残留するのを観察できる（図Ⅲ-6）．披裂間切痕からの喉頭侵入～誤嚥は，披裂間切痕から気道背側の造影効果がゆっくりと増強することで確認できる．誤嚥が確認できた場合は，姿勢または食事の工夫を確認する.

対　策

1. 食事の工夫

一般には下咽頭から喉頭にあふれにくいようにゆっくり流れる食事を選択する．ただし，喉頭機能が良好かつ十分な咳反射が出る場合は嚥下中の喉頭侵入や誤嚥のリスクが低いので，水分やゼリーなど粘性や付着性が低いもののほうが下咽頭残留量を減らすことができることがあるので有利になる.

2. 姿勢の工夫

下咽頭の構造上，梨状窩は前傾した姿勢で貯留量が増えること，喉頭侵入や誤嚥が生じやすい披裂間切痕は背側に位置するため座位や後傾位で梨状窩から流入しやすくなることから前傾座位がすすめられる．また完全側臥位で頸部を反対側へ回旋させると下咽頭の貯留量が増えるので，重度の下咽頭収縮不全の場合にすすめられる.

3. 投　薬

薬剤の副作用で出現する場合がある．向精神薬，抗てんかん薬，筋弛緩薬，降圧薬などの服用で症状が増悪するが，特に向精神薬，抗てんかん薬に注意が必要である．嚥下障害を認めるときには常に服薬を確認して，嚥下に悪影響がある場合は減量や投薬の中止を検討するべきである.

Essence ② 咽頭収縮不全(中咽頭)

ここでは中咽頭残留を生じる障害を代表して中咽頭収縮不全と呼ぶ．中咽頭は本来食事を貯留できるスペースであり，食事の残留があるだけでは大きな問題にはならない．問題になるのは喉頭蓋機能を上回る中咽頭残留を生じる場合と，食後に唾液とともに喉頭侵入する場合である．いずれも喉頭蓋機能が重要になる.

原　因

神経疾患(偽性球麻痺，反回神経麻痺など)，筋原性疾患(筋減少症を含む)，咽頭・喉頭炎，薬剤性などで生じる.

症　状

舌運動不全が影響することが多く，呂律障害があると中咽頭残留を認めることが多い．また中年以降の男性では健常症例でも中咽頭残留を認めることがある.

検　査

1. 嚥下内視鏡(VE)検査

喉頭蓋谷に唾液の貯留がみられる．フードテストで喉頭蓋谷に貯留がみられる．喉頭蓋機能不全がなく嚥下反射後に下咽頭への流入があっても喉頭侵入前に追加嚥下が生じるようであれば，中咽頭残留に対応する食事や姿勢にする必要はない．中咽頭残留が喉頭蓋を上部から越えるようであれば対応を要する(図Ⅲ-7，8).

2. 嚥下造影(VF)検査

側面像で喉頭蓋谷に食材が残留するかを観察する.

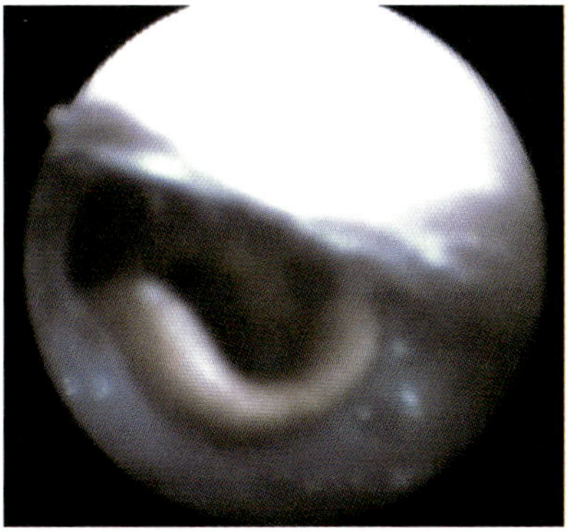

図Ⅲ-7　中咽頭残留
喉頭蓋よりも腹側(写真の下側)に汚染した唾液が貯留している．下咽頭には明らかな残留を認めない．

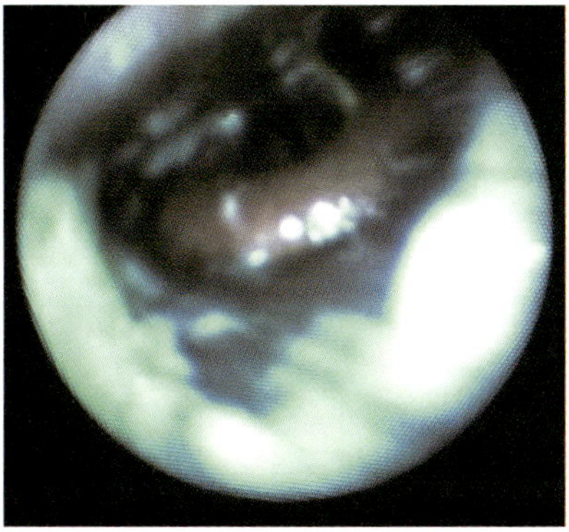

図Ⅲ-8　喉頭蓋が舌と接触している
中咽頭残留物が多く，嚥下後に喉頭蓋を越えて喉頭侵入するため頻繁に追加嚥下が出現する．

対　策

1. 食事の工夫

食事中に誤嚥リスクが低い場合は，食事終了時に中咽頭に食事を残さないようにとろみのついた水，お茶，あるいはゼリーを摂取して中咽頭残留物を置き換えるように洗い流す．私たちはこれを「フィニッシュ嚥下」と呼んでいる．

2. 姿勢の工夫

中咽頭残留物が多く喉頭蓋の上部から喉頭侵入するリスクが高い場合は中咽頭残留物を咽頭の側方へと移動させるため完全側臥位法を用いる．咽頭食道逆流のリスクが低く，また，嚥下反射のタイミングが早く下咽頭収縮も良好な場合は仰臥位を用いることもある．

3. 投　薬

下咽頭収縮不全に準じる(p. 52 参照)．

Essence ③ 反射惹起遅延

咽頭に食事が流入して嚥下反射が生じるまでに時間がかかる場合を言う．嚥下反射惹起のタイミングは人により異なり，正常を定義するのは難しい．それぞれの咽頭・喉頭の形状や咽頭・喉頭の収縮力により必要なタイミングが違っているからである．一方で一度獲得されたタイミングが遅れると，患者それぞれの咽頭・喉頭の形状に適応できなくなり，特に流速の速いもので嚥下前に喉頭侵入を生じたり誤嚥したりするようになる．

嚥下は反射運動であり，厳密には随意的に嚥下することはできない．咽頭に表面麻酔を十分にしてしまうと健常者でも嚥下反射がまったくできなくなる．嚥下反射惹起が遅れている場合に「ごっくんして」など，随意運動を促す声かけは多くの場合は意味がない．

咽頭・喉頭が形成する流路の特徴的な形状から嚥下反射惹起のタイミング・位置により食事の流れやすさや流れる方向に変化が生じる．食事が喉頭蓋谷まで達してからだと中咽頭残留が生じやすくなる．また梨状窩に達してからだと喉頭侵入や下咽頭残留が生じやすくなる．

嚥下反射惹起遅延が生じている場合，唾液の知覚も不良になることが多い．特に喉頭蓋機能不全が合併すると唾液が喉頭蓋上部や両側から喉頭侵入しているケースをみる．唾液が中咽頭や下咽頭，喉頭上にあっても嚥下反射がなかなか生じない．咽頭残留感を自覚しないことも多い．

原　因

両側性の脳疾患(偽性球麻痺)，咽頭・喉頭炎，薬剤性などで生じる．

症　状

水分でむせる，声ががらがらする．

検　査

1. 嚥下内視鏡(VE)検査

観察開始時に唾液が残留していて嚥下反射が生じないでいる．指示しても随意的な嚥下反射が生じにくい．強めのとろみ水からフードテストを開始し，嚥下反射惹起時に食事がどこまで達しているかを確認する．嚥下反射後に喉頭侵入や誤嚥の有無を確認しながら次第にとろみを弱めていく．咀嚼中に嚥下反射が抑制されることも多く，咀嚼時の食事移送や嚥下反射惹起時の食事の位置なども確認する．

2. 嚥下造影(VF)検査

少量の水分からフードテストを開始した場合は，水分が梨状窩まで達してから嚥下反射が生じることが多い．このとき水分のまま摂取量を増やしてしまうと嚥下反射前に多量誤嚥させてしまう可能性があるため，フードテストをとろみ水に切り替えて摂取量を増やし，嚥下反射惹起時の食事位置を確認するとよい．とろみを次第に弱くして検査をする．

対 策

1. 食事の工夫

嚥下反射が遅れた分の時間差を代償するため，ゆっくり流れる食事を提供する．

2. 姿勢の工夫

奥舌の前傾している傾斜を緩めて流入速度を緩和するため前傾座位をとる．嚥下反射惹起遅延が重度でほとんどの食材が嚥下反射惹起前に喉頭侵入または誤嚥してしまう場合は，嚥下反射惹起まで安全に食材を溜めておくスペースを作るために完全側臥位法を用いる．反対側への頸部回旋を併用するとスペースが広がるため，より重度のケースに対応できる．

3. 投 薬

薬剤の副作用で出現する場合がある．向精神薬，抗てんかん薬，降圧薬などの服用で症状が増悪する．

演習10

症例について考えてみよう．

60 歳，男性，身長 175 cm，体重 80 kg(1 か月前と同じ)．3 年前の脳出血後遺症で右片麻痺，運動性失語あり．発症時から抗てんかん薬を服用している．家族の記憶ではてんかん発作はなかったと言う．食事は左手で自立，杖・装具を用いて歩行は自立していた．1 か月くらい前から歩行が不安定になり，食事の際に味噌汁でひどくむせるようになり来院した．

嚥下内視鏡検査で喉頭蓋機能は良好，下咽頭と中咽頭に液状の唾液と食残渣が貯留し，下咽頭に残留した唾液は披裂間切痕から少量ずつ喉頭侵入し気管内に流入していた．

嚥下内視鏡検査の進め方をどうするか．

Answer 私たちの対応

年齢は肺炎好発年齢に差しかかっている．むせながら食べているが体重低下はなく，栄養摂取量に影響はないだろう．むせが強く，誤嚥しても直ちに問題はない様子である．1か月前に何らかの原因で嚥下障害と歩行障害が進行しているようである．嚥下検査以外に原因検索を要する．嚥下機能を抑制する因子として抗てんかん薬服用が認められる．服用理由を確認して減量，終了ができるかアプローチする．食事摂取時の姿勢に変化はなかったか，前傾して食べているかなど食事場面の確認をして介入方法を検討する．

Ⓐ 嚥下内視鏡検査は，普段の摂取姿勢を確認し，再現して実施する．問題が認められれば姿勢の修正（前傾座位）を導入する．

まず随意的な唾液嚥下が可能かを確認する．

フードテストは強めのとろみ水から開始し，嚥下反射惹起位置や喉頭侵入，誤嚥の程度を確認する．

とろみのない水分摂取が良好であれば，咀嚼時の嚥下を確認する．パンなどを水分や牛乳に浸して咀嚼嚥下を指示する．咀嚼中に水分が咽頭に流入してくるか，また喉頭侵入などがないかを確認する．

（福村直毅）

6 口腔

Summary

◉咀嚼障害

〈症　状〉歯が欠けている，歯が痛い，呂律が回らない

〈検　査〉視診，嚥下内視鏡検査，嚥下造影検査

〈対　策〉

1. 食事の工夫…安全に嚥下できる形態に調整
2. 訓　練………舌機能訓練など
3. 歯科治療

◉取り込み障害／口腔咽頭移送障害

〈症　状〉口を閉じてしまい食べられない，口が閉じず食事が口から出てしまう，いつまでも口に溜めている

〈検　査〉視診，嚥下内視鏡検査，嚥下造影検査

〈対　策〉

1. 食事の工夫…咀嚼を要しない食事，まとまりがよい食事
2. 姿勢の工夫…仰臥位，完全側臥位法＋頸部回旋
3. 介助の工夫…口唇介助，舌機能介助
4. 訓　練………口唇，舌機能訓練など
5. 歯科治療……軟口蓋挙上装置など

Essence ① 咀嚼障害

舌，歯，口唇，頬，硬口蓋，軟口蓋の障害などにより，咀嚼が十分にできなくなった状態である．咀嚼の目的は安全に嚥下できる状態に食事を変化させることである．

原　因

歯などの咀嚼器官が欠損して生じる器質性咀嚼障害と脳卒中や神経疾患による麻痺や運動失調，感覚障害，高次脳機能障害により生じる運動障害性咀嚼障害がある．

症　状

歯が欠けている，歯が痛い，呂律がまわらないなど口腔に関わる症状．

検　査

開口できれば直視下に観察できる．

1. 視　診

歯が欠損しているか確認する．口腔内の汚染状況や歯肉の腫れもみる．カンジダなど口腔内の感染症が生じていることもある．

2. 嚥下内視鏡（VE）検査

咀嚼中の舌の動きがダイナミックで左右非対称な律動的運動になっているかをみる．咽頭に移送された食事がどの程度咀嚼されているかを確認する．

3. 嚥下造影（VF）検査

口腔が動いている様子や口腔内の食事の位置などを確認する．

対　策

1. 食事の工夫

十分に咀嚼できないままに嚥下してしまうと窒息のリスクが高くなる．咽頭機能を確認したうえで，調理段階で安全に嚥下できる形態に調整する必要がある．

2. 訓　練

運動障害性咀嚼障害の場合は舌の律動的で強調的な運動が障害されていることが多い．発声練習や舌機能訓練などを計画する．

3. 歯科治療

歯の欠損や障害，口腔内の感染がある場合は歯科治療を行う．舌運動障害を代償するために口蓋床を用いることもある．

Essence② 取り込み障害／口腔咽頭移送障害

食材を口腔内に取り込みにくかったり咽頭に送り込みにくい状態である．口唇の弁機能，軟口蓋と舌による口腔と咽頭を仕切る弁機能が不全となり，狭窄したり弛緩した状態である．

また口腔内の食事をひとまとめにして咽頭へ送り込む舌の運動（蠕動様運動）が障害されている場合がある．

原　因

口唇の閉塞は多発脳卒中などで出現する原始反射である吸綴反射が原因であることがある．口唇の閉鎖不全は顔面神経麻痺などで生じる．舌運動障害は多発脳卒中や神経疾患など，軟口蓋の弛緩不全は脳卒中などで生じる．

症　状

口唇の弁機能について閉塞／狭窄すると「口を閉じてしまい食べられない」，弛緩すると「口が閉じず食事が口から出てしまう」症状になる．口を開けないと拒食と捉えられがちであるが，むしろ口唇の開大不全であることが多い．軟口蓋と舌による弁機能について閉塞／狭窄すると「いつまでも口に溜めている」，弛緩すると「ほとんど噛まずに丸飲みしてしまう」ようになる．舌の蠕動様運動が障害されると食事が口腔の前方に溜まるようになる．

検　査

口唇の弁機能は直視下に観察できる．軟口蓋と舌の弁機能を評価するには嚥下造影検査と嚥下内視鏡検査を要する．

1. 視　診

口唇の機能を確認する．また咀嚼中に口から漏れ出すかどうかを確認する．いつまでも口に溜めてしまっている場合は咀嚼運動が起きているのか，目視にて確認するとともに口腔内残渣をかき出して咀嚼の程度を確認する．

2. 嚥下内視鏡（VE）検査

口腔咽頭移送の様子を確認する．舌の運動が十分であるかを観察する．

3. 嚥下造影（VF）検査

口腔咽頭移送の様子を確認する．移送されるタイミングで軟口蓋が弛緩しているかを評価する．また軟口蓋の弛緩が何によって促進されるかを評価する．

対策

1. 食事の工夫

舌の運動機能が障害されている場合，咀嚼と移送をともに要する食事で移送困難になることが多い．また凝集性が低い食事だと舌背でまとめるのが困難になる．したがって咀嚼を要しない食事，まとまりがよい食事が有利になることが多い．

2. 姿勢の工夫

口腔からの取り込み介助を容易にし，口腔からの流出を防ぎ，口腔から咽頭への移送を助けるのに，重力を外から口腔，口腔から咽頭に向けて働かせると代償しやすい．そこで仰臥位，または完全側臥位で頸部を反対側に回旋させ顔を上に向けるとよい．

3. 介助の工夫

口唇開大不全に対しては反射を用いて開口を促したり，シリンジで口腔内にペースト食を介助する方法がある．口唇閉鎖不全に対しては用手的に口唇閉鎖を介助する方法がある．口腔咽頭移送が障害されている場合は舌の奥のほうに食事をのせるように介助したり，シリンジで咽頭に直接注入する方法もある．ただしシリンジで咽頭に注入する方法は咽頭機能を確認したうえで安全な注入方法を検討しなければならない．

4. 訓 練

口唇の筋力や麻痺の改善によって口唇閉鎖不全が改善することがあり，口唇機能訓練が有効なことがある．口腔咽頭移送の障害では筋力向上よりも協調性の改善が求められる．直接的嚥下訓練が中心になる．

5. 歯科治療

軟口蓋挙上不全に対して軟口蓋挙上装置が作られることがある．

演習11

症例について考えてみよう．

88 歳，女性，身長 145 cm，体重 44 kg（2 か月前から 2 kg 減）．アルツハイマー型認知症（MMSE：mini mental state examination 0）．ほぼ全介助で生活している．食事は座位，全介助で摂取し，ペースト食で水分にとろみはつけていない．呂律障害があり，聞き取りが困難で，つじつまは合わないが会話は可能である．2 か月前から次第に食事中に口を開かなくなり，1 時間介助しても半分も食べられないようになり受診となった．経過中発熱なし，嘔吐なし．

視診にて唇にスプーンが触れると口唇が閉じる．他動的に開口させて口腔内を観察すると歯はなく，口腔内の炎症はみられなかった．唾液貯留がみられた．

嚥下内視鏡検査を座位で実施．喉頭蓋機能は良好，喉頭麻痺も明らかでなく，唾液の咽頭貯留はみられなかった．強制的に開口させ，ヨーグルト 5 g を口腔内に取り込ませると弱い咀嚼様の運動が生じるが 10 秒程度で止まってしまう．強制的に開口させると口腔底にヨーグルトが溜まっていた．口腔内の残留物を拭い取って，シリンジで奥舌に向けてヨーグルトを 5 cc 注入すると，注入中から咽頭にヨーグルトがゆっくり流入してくる様子がみられ喉頭蓋谷に達する前，注入直後に嚥下反射が惹起され嚥下後に咽頭残留はなく，喉頭侵入や誤嚥も認めなかった．

どんな対策が考えられるだろうか．

Answer 私たちの対応

超高齢者であり極力誤嚥させない計画が必須になる．進行性疾患なので症状は進行するだろう．一方で咽頭・喉頭機能はよく，栄養障害を避ければ長期に咽頭・喉頭機能を保つことができるだろう．

口唇の弁機能は閉塞している．したがって口腔内に食事を取り込むのに介助の工夫を要する．

軟口蓋，舌による口腔と咽頭を仕切る弁機能は弛緩している．なぜならば奥舌に向かって注入されたヨーグルトを口腔内にとどめられなかったからである．舌の蠕動様運動は不十分であった．

仰臥位で口腔内に食材が入れば，咽頭への弁は弛緩しているので食事は重力で流れ込み，咽頭まで到達しやすくなるだろう．

十分な栄養を経口的に短時間で摂れる方法が望ましい．

Ⓐ 以下の方法を嚥下内視鏡検査で確認する．

仰臥位頸部前屈位でペーストとろみ食，水分とろみを用いる．用手的な開口介助方法またはシリンジによる介助を行う．一口量を段階的にアップ（10，15，20 cc）させていく．

理想的には 15 分で 1,000 kcal 以上摂取できるよう調整する．

アルツハイマー型認知症の進行によって，または上気道炎などの別の要因で咽頭・喉頭機能が低下した場合は仰臥位で誤嚥リスクが生じることがある．その場合に備えて咽頭・喉頭機能代償のために完全側臥位を導入し，口腔機能代償のために頸部回旋を加えた姿勢を指導しておくとよい．

（福村直毅）

Chapter Ⅲ 診断

7 姿勢

Summary

◉基本姿勢は３つ
- 前傾座位
- 完全側臥位
- 仰臥位

Essence ① 代表的３姿勢

食事姿勢を３つにグループ分けすると，① 座って食べる，② 横になって(側臥位で)食べる，③ 仰向けで食べるの３パターンになる．各グループの代表的姿勢を前傾座位，完全側臥位，仰臥位と呼ぶこととし，それぞれの特徴を述べる(表Ⅲ-1)．

前傾座位：体幹が垂直からやや前傾し同時に頸部を前傾させた姿勢である．口はやや下を向き，咽頭・喉頭は前傾する．そのため口腔からの取り込みや口腔からの送り込みは重力に逆らって実行され，高い口腔機能を要

表Ⅲ-1 代表的姿勢と嚥下障害の代償力

	必要条件	口腔機能代償力	咽頭・喉頭機能代償力	自力摂取可能性
前傾座位	長時間の座位保持能力	×	○	◎
完全側臥位	—	○	◎	○
仰臥位	嘔吐リスクが低い	◎	○	×

求される．一方で咽頭・喉頭が前傾することで中咽頭での食事流入速度が緩和され咽頭・喉頭機能を代償することができる．両上肢が自由になり自力摂取が最も容易である．

完全側臥位（図Ⅲ-9）：体幹を側方に倒し同時に頸部を前傾させた姿勢である．頸部は顔が空を向くように回旋させることもある．口は側方または上方を向き，咽頭・喉頭は側方が下に倒れている．口からの取り込みは上方を向いていたほうが容易である．また咽頭・喉頭機能の代償力は高い．体幹の上になった上肢が自由であり自力摂取が可能である．前傾座位を保つにはある程度の体幹・頸部の運動機能が必要となる．

仰臥位：体幹を後方に倒し同時に頸部を前傾させた姿勢である．口は上方を向き，咽頭・喉頭は咽頭後壁を下にする．取り込みや咽頭への送り込みは容易である．咽頭・喉頭においては，食事が喉頭蓋谷を越えて咽頭後壁に落ちて下咽頭へ滑り落ちるため，嚥下反射惹起が遅れていると誤嚥リスクが高まる．両上肢が自由ではあるが，食事の確認が困難になるため，自力摂取は難しい．また嘔吐した場合に口腔・咽頭から吐瀉物を即座に排除するのが困難であり，嘔吐リスクが高い場合は避ける必要がある．

座って食べる姿勢と側臥位で食べる姿勢は生理的な摂取姿勢である．

Essence ② 体幹角度と咽頭・喉頭障害

座って食べる姿勢において体幹角度はどう影響するか．体幹が後方に倒れていくと中咽頭での食事の流速が高まるため，素早い嚥下反射惹起が要求される．特に喉頭蓋が舌に近接している場合は食事が喉頭蓋を越えて直接喉頭に流入するリスクが生じる．体幹が前方に倒れていくと（極端には腹臥位），中咽頭から下咽頭への流路の傾斜が緩和され，咽頭・喉頭機能の代償力が高まる．体幹が側方に倒れていくと食事の流路が下になった方に寄りがちになる．送り込み側と下になった方向が一致すると咽頭での流路が同一方向に統一されやすくなる．

側臥位で食べる場合は，体幹が後方に倒れていくと梨状窩から披裂間切痕へ食事が流入しやすくなり誤嚥リスクが高まる．前方に倒れていくと（極端には腹臥位），高い咽頭・喉頭機能代償力が保たれる．頭側が高くなると

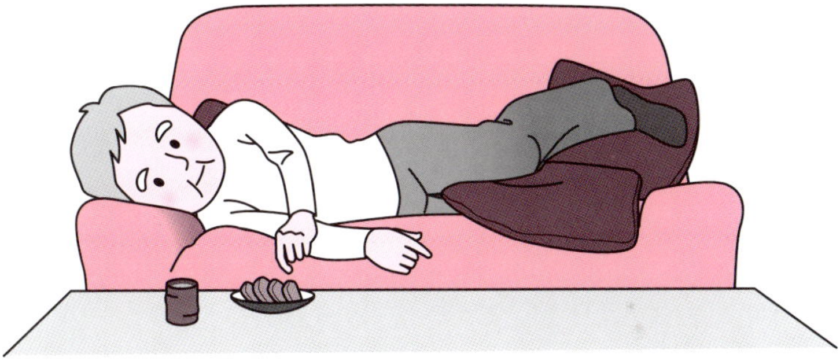

①完全側臥位（正面）

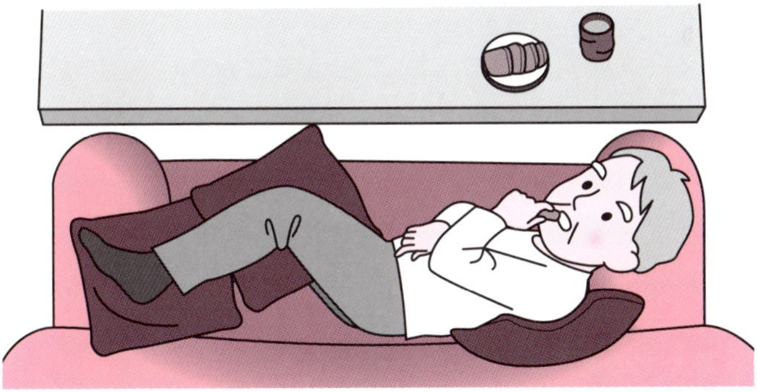

②完全側臥位（上から）

図Ⅲ-9　完全側臥位

※完全側臥位法：

重力の作用で咽頭内腔で食材が咽頭側方に偏位するよう体幹側面を下を向けるように寝た姿勢で食べる方法である．通常ベッド上やソファー上，平らになる車椅子，ストレッチャーなどを用いる．重力による作用で体幹が前後に崩れる力がかかるため背部はやや丸め，股関節を屈曲させ，膝を軽く曲げる．膝の間にクッションを入れると上になった足が滑り落ちて体幹が崩れるのを防げる．またクッションや布団を抱くとさらに安定する．

摂食嚥下について，以下の効果が期待される．完全側臥位は側面で体幹を広い面積で支えることができるため，体幹機能が低下していても食事姿勢に伴う過剰な緊張を避けられる．咽頭側方に食事を移動させることで，誤嚥しないで貯留させておけるスペースが広がる[1)]ため，嚥下前後の誤嚥を防ぎやすい．嚥下中に咽頭側方に移動していた食事に対して喉頭方向から反対に重力が働くため，嚥下中誤嚥が緩和されることがある．口腔期に問題があり送り込みが困難な場合は顔が上に向くように頸部を回旋させる．認知機能と上肢機能によっては自力摂取できる．嚥下障害があり経口摂取が不能と思われた症例でも完全側臥位を検討すると，直ちに経口摂取に移行できることがあり[2)]，またリハビリテーション治療を実施すると経口移行率が高まる[1)]．

中咽頭から下咽頭への流入速度が速くなることと，咽頭全体で食事を貯留できる能力が低下することから代償力が低下する．一方で頭側を下げると，軟口蓋による上咽頭と中咽頭を分ける弁機能が不十分になるケースでは，上咽頭逆流が増悪する．

仰臥位で食べる場合は，体幹が後方に倒れていくと頭側も同時に下がることになる．中咽頭から下咽頭に流入する速度は遅くなるので咽頭・喉頭機能の代償力は高まるが，軟口蓋機能不全があると上咽頭逆流が増悪することになる．体幹を前方に上げていくと中咽頭から下咽頭へ流入する速度が速くなるため咽頭・喉頭機能の代償力は低下する．

演習 12

仰臥位姿勢において，体幹が水平面となす角度が 30° の場合に比べて 0° の場合の違いは何か．

Answer 私たちの考え

仰臥位において，体幹角度は中咽頭から下咽頭への流入速度と上咽頭逆流の可能性に影響する．したがって 30° に比べて 0° では中咽頭から下咽頭への流入速度が遅くなり，一方で上咽頭逆流の可能性が高くなる．

（福村直毅）

文 献

1）福村直毅ほか：重度嚥下障害患者に対する完全側臥位法による嚥下リハビリテーション—完全側臥位法の導入が回復期病棟退院時の嚥下機能と ADL に及ぼす効果．総合リハ，40（10）：1335-1343，2012．

2）福村直毅ほか：重度嚥下障害患者に対する完全側臥位法による嚥下リハビリテーション．荘内病院報，2013．

8 頭頸部

Summary

- **基本**：頸部前傾
- **食道入口部開大不全**：下顎で喉頭を引っ張る
- **口腔障害**：顔を上に向ける

Essence ① 基本は頸部前傾（図Ⅲ-10）

嚥下中に最も大切なことの１つが食道入口部を開大させることである．食道入口部開大のためには喉頭が前上方に移動する必要があるが，頸部を後屈させると舌骨下筋群が引き伸ばされて舌骨が前上方に動くのを制限してしまう．したがって舌骨下筋群を引き伸ばさないように頸部は前傾させ

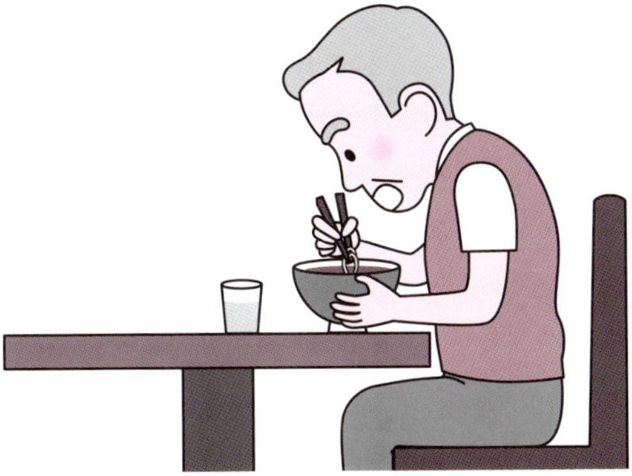

図Ⅲ-10 頸部前傾
肩よりも頭が前に出ている．顎は引いていない．

るのが基本である．頸部前傾は外後頭隆起(後頭部の出っ張ったところ)の下を前方に押したときの姿勢である．外後頭隆起より上を押すと頸部は前傾せず頭部が前傾してしまう．

Essence ② 下顎と喉頭

食道入口部開大不全が出現している場合，喉頭を前方に引き出すために下顎の先端部(オトガイ)と舌骨を結ぶオトガイ舌骨筋の働きを代償する姿勢がある．下顎を前方に突き出して喉頭を引き出す．このとき顎が上がると喉頭の挙上を妨げてしまうので，顎は上げずにまっすぐに突き出すようにする．両肩を引くように意識するとうまくいく．さらにどちらか一方の食道入口部を特に開きたい場合は，その反対側の肩に下顎を近づけるように頸部を回旋させる．右の食道入口部を開くなら頸部は左へ向ける．このとき，喉頭を引き出している感覚を確認しながら回旋させる．回旋方向が上下，前後にずれると効果がなくなる．

Essence ③ 顔面の向きと送り込み障害

口腔への取り込み，口腔から咽頭への送り込みが不十分なケースでは食事が移動する方向に重力加速度を一致させると代償力が得られることがある．このとき，体幹と頭部をつなぐ頸部の状態が，前傾を保つようにする．頸部を回旋させるときも前傾を保持したまま回旋させる．

(福村直毅)

Chapter Ⅲ 診断

9 嚥下機能評価手順「福村モデル」

Summary

- 嚥下は多くの機能の集合体
- リスクが高い機能から考える

Essence ① 嚥下障害は「嚥下障害症候群」

一言に嚥下障害と言うが，嚥下に関わる機能は複数あり，同じ機能でも障害のされ方や程度が様々である．私たちも同じ嚥下障害はめったにみないくらい多くのバリエーションが存在する．

詳しく評価しなければ，よい対策にたどり着く可能性が低くなってしまうのは明らかである．一方で詳しく評価しすぎると時間的，空間的，経済的にコストがかかりすぎてしまい，一般臨床で活用できない評価に陥ってしまう．

Essence ② リスクが高い機能を重視したモデル

複雑な体系をそのまま理解するには，かなりの時間と労力を要する．嚥下障害とその治療について単純化したモデルを作って理解のための１つの段階を準備することで，実践的な目標を効率よく達成することができるだろう．実践的な目標とは「安全な経口摂取を続けられる工夫を見つけ出すこと」である．安全を知るということは，すなわちリスクを知ることである．

そこで嚥下障害の治療を機能障害ごとのリスクの大きさで整理した．

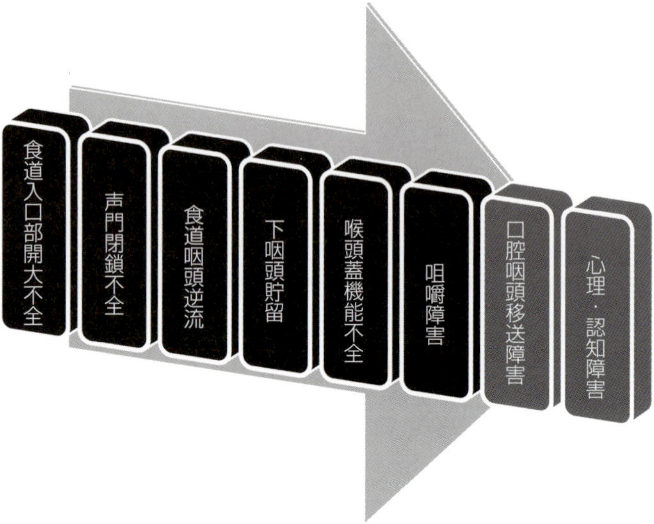

図Ⅲ-11　嚥下機能評価の福村モデル
評価と対応方法を明確にするため，リスクの高い機能障害から順に評価する．

Essence③　9つの代表的機能障害（図Ⅲ-11）

嚥下障害のリスクは肺炎，窒息，低栄養に代表される．この3つで緊急性が高いものは窒息，肺炎である．まず窒息，肺炎を引き起こす誤嚥のリスクが高いものを考える．

「**食道入口部開大不全**」によって食事が咽頭から先に通らなければ気道か口腔か上咽頭に行くよりほかない．

次に「**声門閉鎖不全**」が重要になる．声門が閉じなければ咽頭収縮時に食事が気道に押し込まれるリスクが高いからである．

また食事などが容易に「**食道咽頭逆流**」してくるようだと気道内に吸入してしまうリスクが高い．

そして食事が「**下咽頭貯留**」すると下咽頭から喉頭に食事があふれやすくなり，特に披裂間切痕からの喉頭侵入は声門が近接していることから誤嚥リスクになる．

誤嚥を起こす可能性が高まるものとして誤嚥の前段階，喉頭侵入のリス

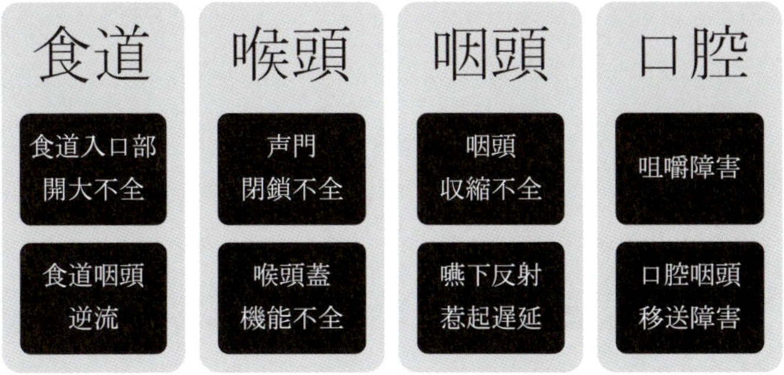

図Ⅲ-12　臓器と代表的機能障害

クを考える必要がある．喉頭侵入のリスクは咽頭・喉頭の立体構造の影響を受けやすく，特に「**喉頭蓋機能不全**」を評価する必要がある．

また「**咀嚼障害**」があると口腔内で嚥下に適した食事に変化させられなくなるので，リスクのある食事がそのまま嚥下される可能性がある．

肺炎，窒息リスクを生じる機能は同時に低栄養リスクを生じる機能でもある．次に低栄養リスクが中心になる機能を整理しよう．

食べ物を口腔から咽頭へ送れなくなる「**口腔咽頭移送障害**」があると栄養摂取がままならなくなる．

食欲がなかったり，食事を拒否するような「**心理・認知障害**」があれば栄養が摂れない．

以上の8つの機能障害をピックアップして，さらに下咽頭貯留の原因を「**咽頭収縮不全**」と「**嚥下反射惹起遅延**」に分けて合計**9つの代表的機能障害**を検討する．また食道入口部開大不全→声門閉鎖不全→食道咽頭逆流→下咽頭貯留→喉頭蓋機能不全→咀嚼障害→口腔咽頭移送障害→心理・認知障害の順に対策を考えていくと間違えにくい．

Essence ④　機能障害と介入方法の対応

機能障害ごとのリスクを把握し，介入の順を知ったところで，次に介入方法が明らかになると効率よい治療に結びつく．そこで次項から各代表的障害に対する介入方法を整理する．障害が起こる4つの臓器（食道・喉頭・

咽頭・口腔)で2つずつの機能障害に分類して診断方法と対策方法を示す(図Ⅲ-12). さらに心理・認知に対応する方法へと進める.

演習13

症例について考えてみよう.

85歳, 女性, 身長140 cm, 体重36 kg. アルツハイマー型認知症の診断で3年前から特別養護老人ホームに入所中である. 歯はすべてなく義歯も使っていない. 移動は車椅子, 尿意不十分, 食事は軟らかいおかずと米飯, 合計1,400 kcalをスプーンで自力摂取していた. 1週間前から食事を拒否するようになり, 数口から1/3程度でやめてしまうようになった. 介助しても食べるのを嫌がり食後に食べたものを吐き出すことも数回あった. 発熱はないが, 以前よりも咳をすることが多い.

考えられる代表的機能障害は何か.
また, どの機能障害から対策を考えるとよいか.

Answer 私たちの対応

認知障害や拒食(心理・認知障害)がある. 吐いているので食道咽頭逆流はあるだろう. 歯がないので咀嚼障害もある. 他の代表的機能障害の有無や, 障害の程度については不明である. みえているものから対応したくなるが, 他の代表的障害もあるかもしれない.

Ⓐ すべての代表的機能障害が考えられる. 精査のうえ, 対策を考える順は以下の通り.

食道入口部開大不全→声門閉鎖不全→食道咽頭逆流→下咽頭貯留→喉頭蓋機能不全→咀嚼障害→口腔咽頭移送障害→心理・認知障害

(福村直毅)

Chapter Ⅲ 診断

10 認知機能

Summary

- 食道〜口腔の障害／疾患を検索
- 理念の普及と接遇への反映
- 食事の味や形態の見直し

Essence ① 食道〜口腔の障害／疾患を検索

認知症患者で食事摂取量が低下すると「拒食」と言われることがある．拒食と言ってしまうと食事をする意欲の欠如と結論されやすい．しかし拒食と言われた患者を診察すると嚥下機能に問題が見つかる．そして嚥下機能を代償する方法を導入すると食べられるようになるケースが多い．認知症に嚥下障害が併存することは多いので，認知症患者で食事の問題を認めた場合は嚥下機能を検索する必要がある．

Essence ② 理念の普及と接遇への反映

認知症患者で食事が摂れなくなる理由の１つに不安がある．危険な食べ方をしていて食事が不安になったり，食べ方や食べている内容に不安があったりする．安全な摂取方法の診断と指導をするだけでは不十分で，職員や家族による統一した接遇や声かけが不安解消につながる．「食べる楽しみには安全な食べ方が必要」という理念を普及し，同じ考え方で接することが必要である．

Essence ③ 食事の味や形態の見直し

嚥下対応食を計画する場合，まず常食を作ってからミキサーなどで物性を変化させることがある．食事はその物性によって味わいに変化が生じるため，常食と同じ味付けではおいしく感じないこともある．出来上がったものがおいしくなるように追求する必要がある．

一般的にペースト状の食事は手間がかかった高級な食事である．一方で嚥下障害を背景にしたペースト食は嚥下障害の象徴となってしまいがちである．食味やペースト状であることとはまったく独立した感情の矛先として攻撃や拒否の対象となり得る．こういった心理的な特徴は障害を受容する過程として解釈することもできる．そこで見た目の改善を試みることが食欲の改善や増進に寄与する可能性がある．私たちはペースト食の性質を保ちながら食材の形を保ち，また食味にもこだわった商品開発に携わった．療食 株式会社ベストから販売されている「まろやか食専科」である．

演習14

症例について考えてみよう．

78歳，男性，身長165 cm，体重48 kg（BMI 17.6）．拒食を主訴に外来を受診した．アルツハイマー型認知症と診断されている．HDS-R（改訂長谷川式簡易知能評価スケール）12/30．会話は可能であるが反応が遅く，呂律緩慢でがらがら声である．義歯を装着している．1か月前から食事を拒否するようになり，家族に比べて2割程度しか摂取しなくなった．食事内容は家族と同じものである．体重は1か月で5 kg減少した．

嚥下検査の結果，咀嚼機能低下と送り込み機能低下，咽頭収縮力低下，咽頭・喉頭知覚低下を認めた．全粥，ペースト食，ソフトとろみ食，水分とろみであれば座位摂取で誤嚥リスクが低いと評価した．本人，家族に説明したところ食事内容を変える方針となった．家族は作りやすいペースト食を希望し，食事指導を受けて帰宅した．

3日後，家族から初日は食べられたのだが，2日目からペースト食やとろみに拒否があり食べないと連絡があった．

どのような対応方法を考えるか．

Answer 私たちの対応

食事内容の変化に対して速やかに適応できるケースと難しいケースがある．特に男性で拒否的になる傾向がある．

例題のケースはすでに低体重，体重減少を認めており，放置すればさらに栄養障害が進み，近い将来致命的な状況に陥る可能性が高い．また単に従来の食事に戻しても食事量低下リスクと誤嚥リスクがあることがわかっている．

治療している地域の資源に応じて様々な介入方法が考えられる．

鶴岡協立リハビリテーション病院では嚥下障害担当看護師を配置しており，家族からの聞き取りと速やかな訪問を通じて情報収集をし，対応方法の指導まで実施している．例えばペースト食の味の調整，介助方法の工夫，自宅での食事姿勢の確認と調整，接遇方法の検討と周知などである．

また鶴岡市では複数の事業者が嚥下障害対応食を宅配してくれる．自宅で作るのが困難なソフトとろみ食を宅配で提供してもらい，食材の印象を変えることが比較的容易にできる．特に「まろやか食専科」は通信販売にも対応しており，日にちに余裕があればどの地域であっても入手可能である．

それでも栄養摂取が不十分な場合は緊急に入院してもらい，栄養ルートを検討している．特に鶴岡協立リハビリテーション病院は重度嚥下障害を持った方が多く入院治療を受けているので，ピアサポート（仲間による援助）が期待できる．嚥下対応食を食べているのが自分だけではないという環境では比較的スムースに経口栄養を確立できることが多い．一時的に末梢栄養やIOE法（間歇的口腔食道経管栄養法）(p.148参照）を用いることもある．

こういった環境が整っていない，あるいは対応しても短期的に経口栄養確立が困難と考えられた場合は一時的な胃瘻を用いる．経口栄養にこだわらず，十分な栄養摂取ができることでかえって経口栄養再獲得までの期間が短くなることが期待される．胃瘻造設後は定期的な診察で嚥下機能の変化を確認しながら経口栄養への移行を検討する．

（福村直毅）

Chapter Ⅲ 診断

11 嚥下造影検査

Summary

◉概　要

放射線透視下に食事の動きを見て嚥下機能を診断

〈長　所〉

- 口腔〜咽頭〜食道／喉頭〜気管とすべて観察可能
- 時間／距離の計測が可能

〈嚥下造影検査を要する障害〉

食道障害（食道入口部開大不全，食道アカラシア，食道憩室など）

Essence ① 嚥下造影検査の特徴

嚥下造影検査は食事に造影剤を混ぜて放射線透視下に食事の動きを観察する検査である（図Ⅲ-13）.

誤嚥の様子を最もはっきりと知ることができるのが嚥下造影検査である．特に有用なのが食道障害の評価である．食道入口部開大の程度，食道蠕動運動の様子（アカラシアなど），食道の形状（憩室など），胃食道咽頭逆流の様子などの評価に嚥下造影検査は必須である.

嚥下造影検査の映像はＸ線発生器と被検者，検出器の位置関係で一定の縮尺になる．したがって基準になる長さがわかると映像内の２点間で距離を測ることができる．また映像のコマ数をカウントすることで時間を計測できる．以上から観察された平面上での速度，加速度を算出することができる.

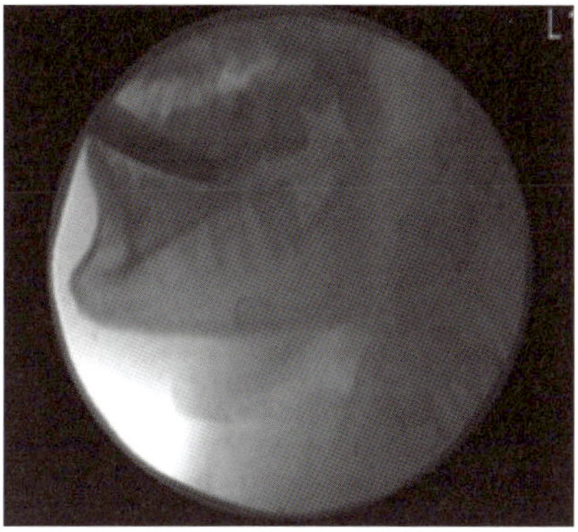

① スプーンで食事を口腔に取り込む.

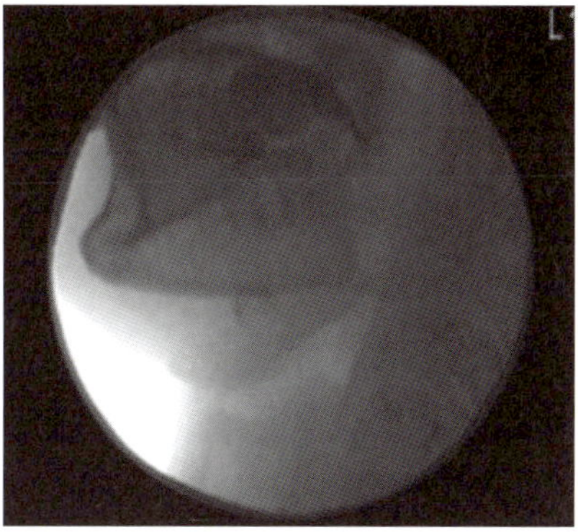

② 食事を口腔内に保持

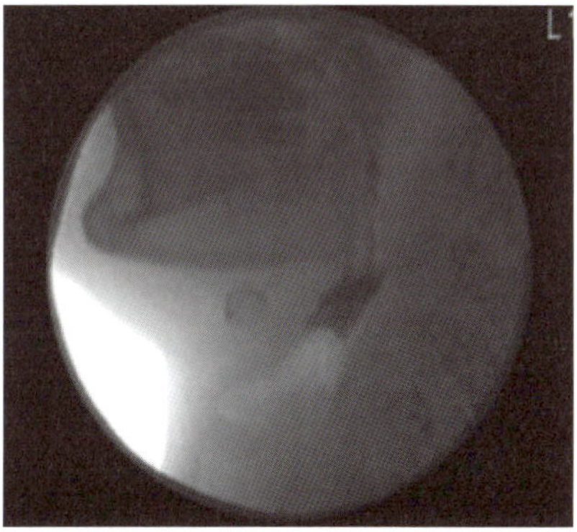

③ 食事が咽頭に送り込まれる.

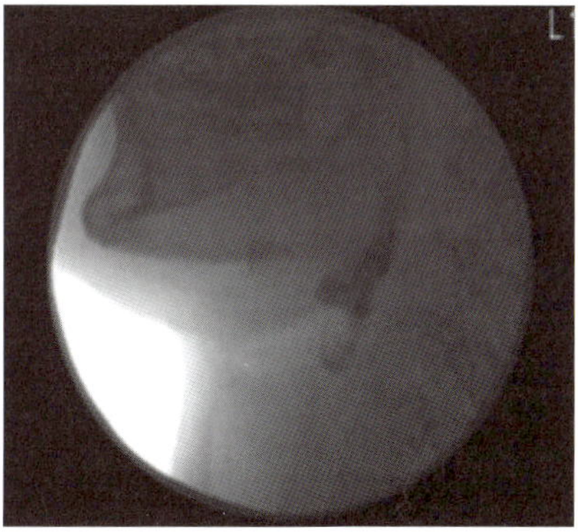

④ 嚥下反射が惹起

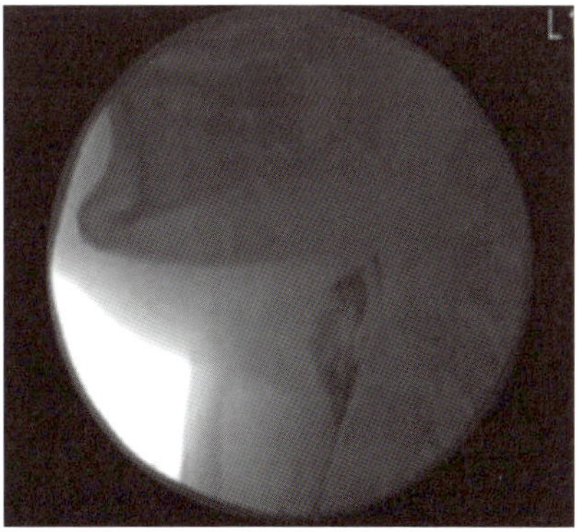

⑤ 食道入口部が開き食事が食道に流入

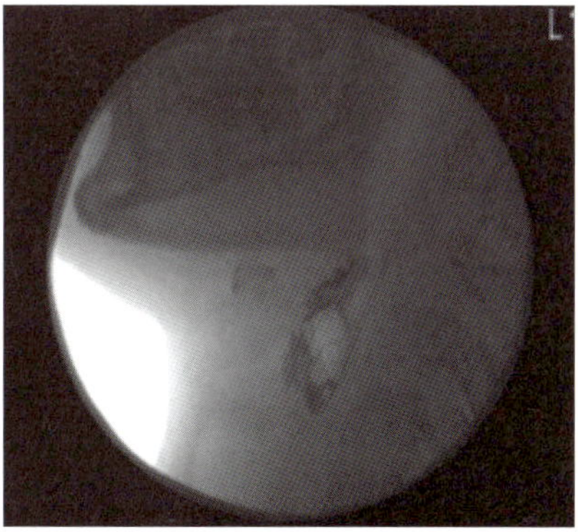

⑥ 嚥下反射が完了
中咽頭～下咽頭に食事が残留している.

図Ⅲ-13　嚥下障害のある患者の食事の様子の観察（嚥下造影検査）

Essence② 手技

1) 検査食を用意する．造影剤を混ぜると物性や味が変わることがあるのでできあがったものを確認すること．

2) 被検者に摂取させたい姿勢をとらせる．

3) 検査する場所を明確にする．例えば口腔と咽頭，喉頭，食道入口部．

4) 検査する場所を透視できる位置に調整する．

5) 検査食を摂取させ，食事の様子を観察する．

Essence③ 検査の工夫

検査食を多量に誤嚥させてしまうと肺炎などのリスクがある．事前の診察で嚥下障害の概要をつかみ，安全性が高い姿勢や食材から検討する必要がある．

食道入口部の障害を検出する際に左右の梨状窩を判別する必要がある．梨状窩残留を認めたら頭部を左右に回旋させる．頭部を右に回旋させると左の梨状窩が，左に回旋させると右の梨状窩が前方にみえる．

被検者の真横や真正面から観察する際は構造がわかりやすいが，斜めからの観察は構造の推定が難しい．鶴岡協立リハビリテーション病院では咽頭・喉頭透明モデルを用いて斜めになっている際の構造を推定する目安としている．

（福村直毅）

12 嚥下内視鏡検査

Summary

◉概　要

経鼻内視鏡下に人体の構造・唾液・食事の動きを観察し，嚥下機能を診断する

〈長　所〉

- 咽頭・喉頭の構造と状態について観察可能
- どこでも検査できる
- わかりやすい

〈嚥下内視鏡検査を要する障害〉

咽頭・喉頭障害

Essence ① 嚥下内視鏡検査の特徴

誤嚥が生じる場所は咽頭と喉頭である．この咽頭と喉頭を詳しく評価できるのが嚥下内視鏡である．

経鼻内視鏡を用いて鼻腔を介して上咽頭，中咽頭，下咽頭，喉頭，奥舌を観察する．粘膜の状態や全体の構造，嚥下反射時以外の動きや唾液の状態，汚染の程度，嚥下前の食事の状態，嚥下後の食事の状態などを評価し嚥下機能を診断する．

嚥下内視鏡検査の長所は咽頭･喉頭の立体構造を評価できることである．またポータブルの機材を選択すると検査の場所を選ばないため様々な条件を検討できる．そして検査をみるのが初めての人であっても数分のレクチャーでリスクの評価を理解できる「わかりやすさ」が臨床上で実に有用である．

Essence② リスク

ファイバーの構造上，ファイバー先端による損傷が生じやすい．まず喉頭を損傷してはならない．喉頭への刺激は痛みだけでなく，喉頭痙攣や不整脈などの生命の危機を引き起こす可能性がある．したがってファイバー先端で喉頭を刺激するような手技はすすめられない．またファイバーによる粘膜損傷を避けなければならない．ファイバーはゆっくり操作し，挿入時は画面中央に進路を確保しない限り前進させてはならない．抜去時は操作レバーから指を離し，ゆっくりと引き抜く．

被検者は不意に頭を動かしたりファイバーを抜こうとしたりすることがある．これは認知障害の有無にかかわらない．急に動かれたときに最悪なのはファイバーが奥に進んでしまうことである．ファイバーの固定は鼻孔の直近で行うとよい．また急に抜けそうになった場合はまず操作レバーから指を離すことが重要である．そして極力ゆっくりと抜けるようにする．

最も多いのは挿入に伴う違和感である.挿入技術向上にて軽減を目指す.また，表面麻酔にキシロカインを使用する場合はキシロカインショックが起こり得る．緊張や痛みから血圧異常を生じ，失神や異常高血圧を起こす可能性がある．リスクを知ると実施が怖くなるだろうが，実際は咽頭吸引よりリスクは少ない．なぜならば咽頭吸引は盲目的な手技であり，かつ粘膜に触れる手技だからである．

Essence③ 内視鏡操作方法

1. ファイバーの持ち方

嚥下内視鏡検査は様々な場所，姿勢，条件で実施されるため術者の思い通りのポジショニングはできないかもしれない．そこで右手でも左手でも実施できるようにトレーニングするとよい．

操作する手の持ち方は従来型(図Ⅲ-14)と比べていくつかの利点がある釣竿型(図Ⅲ-15)をすすめる．

・被検者の正面をあけて検査ができる(図Ⅲ-16)．

・ファイバーが短いため被検者から距離をとれると検査者が疲れにくい．

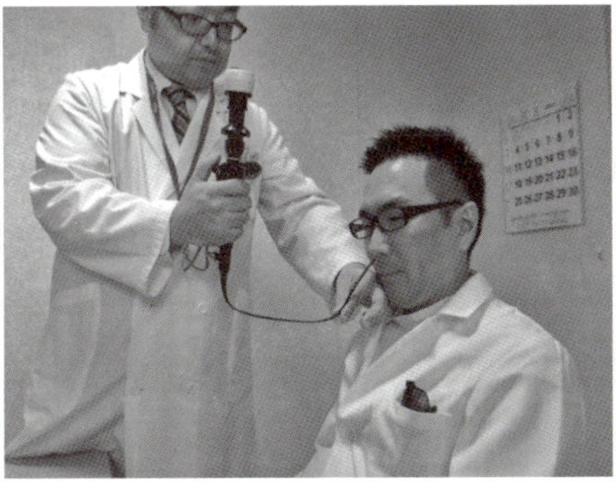

図Ⅲ-14　従来型の持ち方

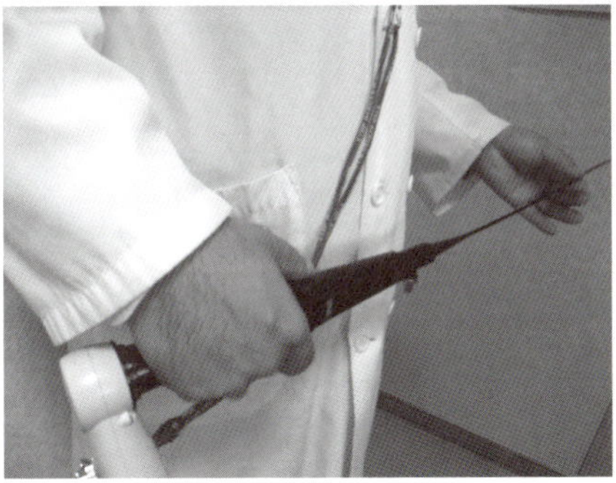

図Ⅲ-15　釣竿型の持ち方

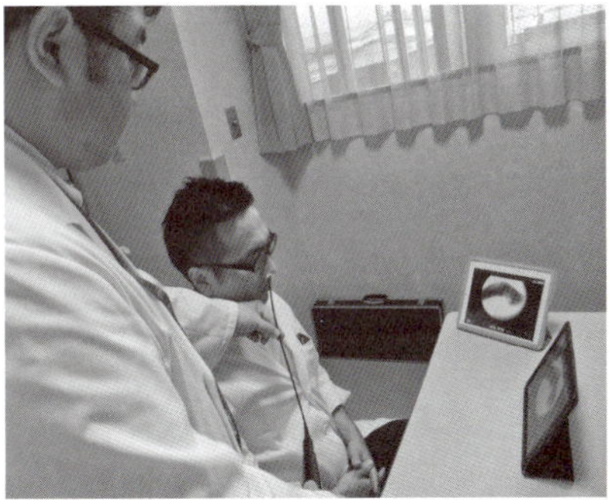

図Ⅲ-16　嚥下内視鏡検査の様子

・ファイバーをまっすぐにして操作したほうが，ねじりが先端まで伝わりやすく観察しやすくなる（図Ⅲ-16）．

2. ブリッジ

ファイバー挿入部分を把持するブリッジする手（図Ⅲ-17）は大きく３つの役割を持つ．

1. 安全性：ファイバー先端が想定している以上に奥に行かないようにする．

被検者が急に動いても抜けないようについていく．

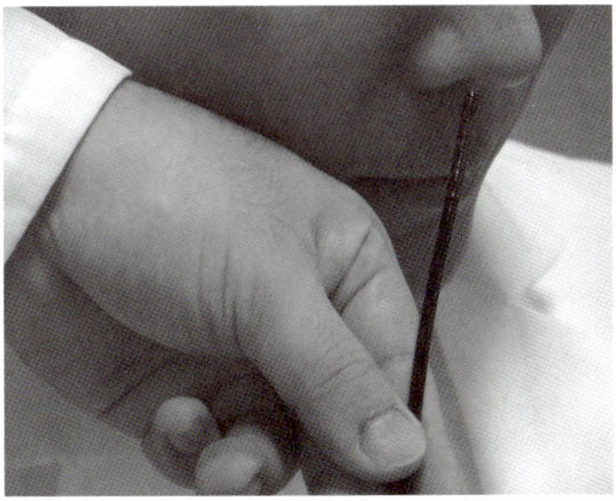

図Ⅲ-17　ブリッジ

2. 挿入時の操作性：挿入位置や角度を決める.

3. ひねりを伝える操作性：ファイバーがたるまないように張ることで操作する手のひねりをファイバー先端まで伝える.

3. ファイバーの操作

・上下の動きはレバーを人差し指で操作する.
・左右の動きは操作する手のひねりとレバー操作の組み合わせ.
・左に向くには時計回り＋レバー下，または反時計回り＋レバー上.
・右に向くには反時計回り＋レバー下，または時計回り＋レバー上.

Essence ④ 観察方法

左鼻孔からの一連の観察方法を示す(図Ⅲ-18)．行きたい場所を画面中央にするようにファイバーをコントロールして進める.

Essence ⑤ 道具の選定

嚥下内視鏡に備えたい特徴は機動性・わかりやすさである．コンパクトかつ操作が楽で必要なプレゼンテーションができる機種を選ぶ.

ケーブルがなければ検査はかなり楽になる．私たちはケーブルのないシステム開発に携わった．Air-scope(livet 株式会社)である．軽量，簡易なので検査件数を増やすことができる.

Essence ⑥ 消毒

ファイバーの消毒は他のファイバーの扱いに準ずる．私たちは鉗子孔のないファイバーを使っており，流水で洗った後ディスオーパに5分漬ける方法を採り，全自動ファイバースコープ洗浄機で洗浄している．往診時などはファイバーにカバーをして汚染を防ぐ「エンドシース(日本メドトロニック株式会社)」を使用している. 側孔つきのエンドシースも常備してファイバー観察下に吸引する必要がある場合に備えている.

Essence ⑦ 観察困難時の工夫

若年者は感覚がよいため挿入時の痛みを強く感じる傾向がある．感覚が

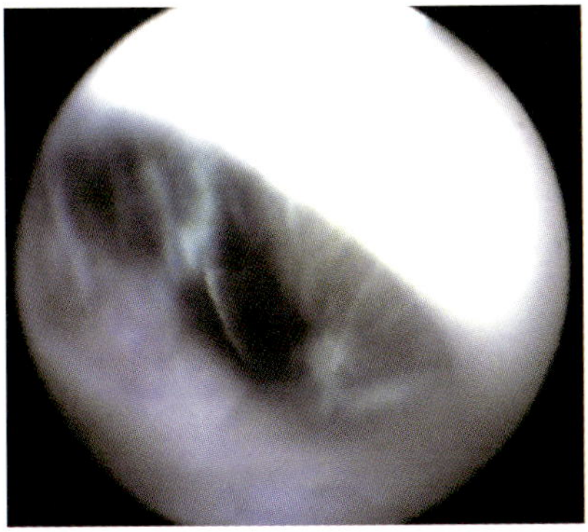

① 鼻孔全体を見る

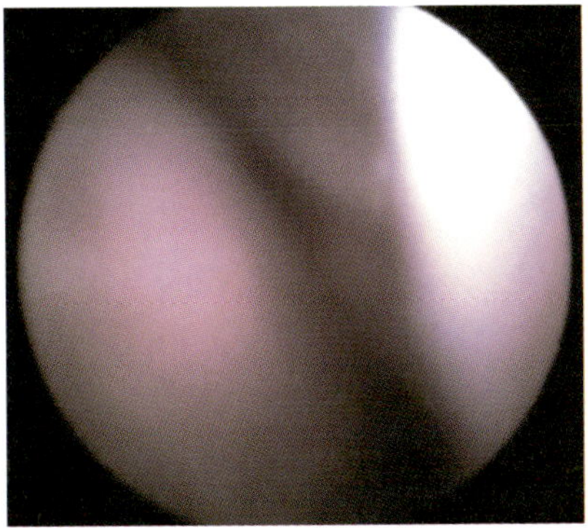

② 下鼻甲介の内側上方へ

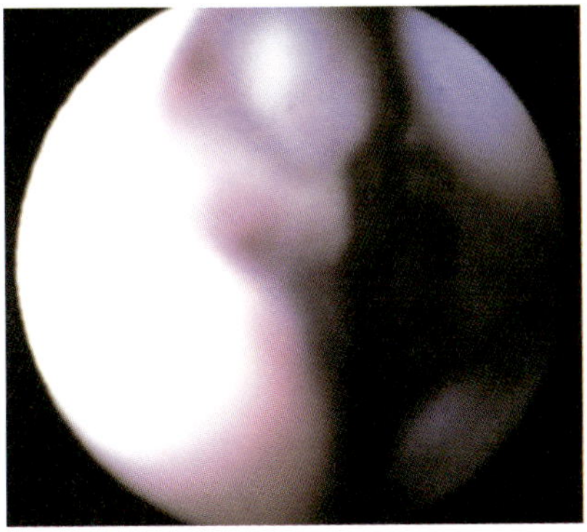

③ 中鼻道へ

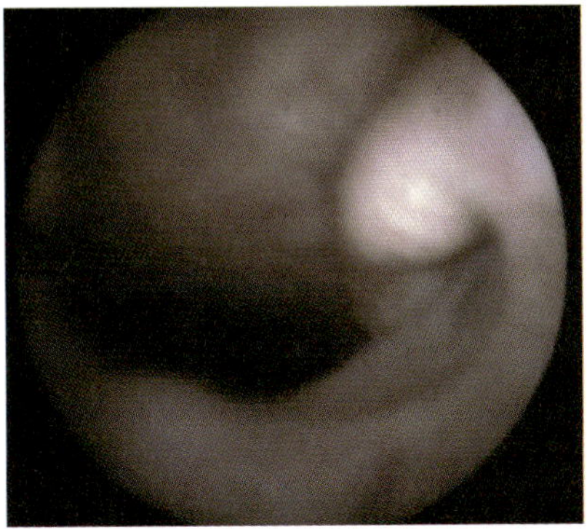

④ 上咽頭を観察

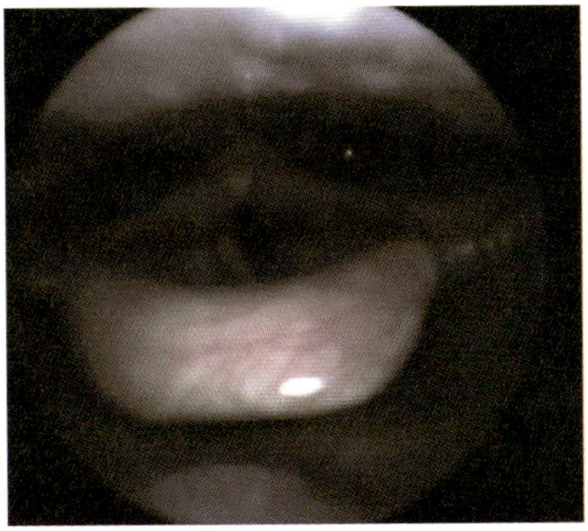

⑤ 軟口蓋が見える位置から中咽頭〜
下咽頭全体を観察

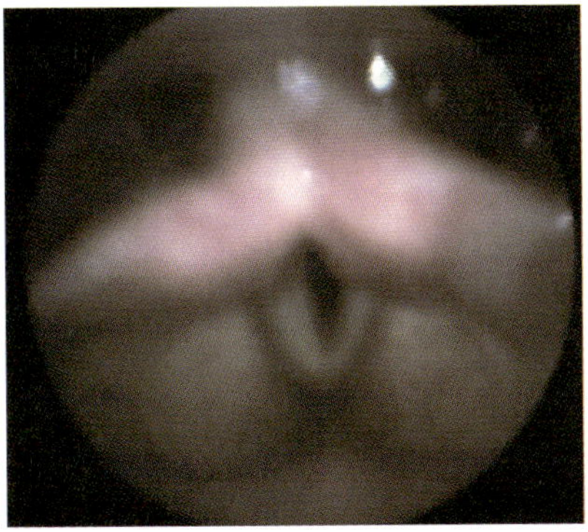

⑥ 喉頭蓋を越えて声門周囲を観察

図Ⅲ-18　左鼻孔からの観察方法（嚥下内視鏡検査）

よいときも慌てないことが大切である．事前にゆっくりとした調子で丁寧に説明すること，挿入も慌てずに粘膜をこすらないように丁寧に挿入するとよい．

認知症があって検査に協力できそうにない場合もある．しっかり説明したうえで，挿入時に抑制する場合もある．うまく挿入できると挿入後の痛みがほとんどないので，フードテストはスムースにできることが多い．普段から拒食傾向がある場合はファイバー挿入下での食餌摂取が難しいこともある．ファイバー挿入前に普段食べているものを食べてから観察するとよい．

重度嚥下障害では咽頭残留物が多く観察が困難である．ファイバー操作に慣れていない間は十分な観察はできない．咽頭に唾液や汚染や残留物が多く安全な摂取方法がわからないときでも食べられないと結論すべきではない．安全な栄養ルートを確保したうえで嚥下検査に長けた人に相談する必要がある．

（福村直毅）

Chapter Ⅳ 治療

Chapter Ⅳ 治療

1 栄養療法

Summary

- 目標 BMI 男性 22〜28，女性 22〜25
- 高齢者では体重増加が困難⇒「不足は失敗」
- 初期投与栄養量＝2,000 kcal（回復期リハ病棟）
- 7 日以内に計画栄養量達成

Essence① 目標 BMI 男性 22〜28，女性 22〜25

健康寿命を最大にする BMI（body mass index：体重（kg）/身長（m）^{2}）はまだ明確ではない．一方で平均寿命と BMI の関係は次第に明らかになってきている．日本人を対象とした研究も複数公表されている．主な結果は，① BMI 22 以上のグループで平均寿命が長い，② 高齢になるほど BMI が高めという 2 点である．標準体重を切ったグループは BMI が低いほど死亡率が上昇する[1)]．また痩せているほど肺炎死亡が多いことが知られている[2)]．嚥下障害は高齢者ほど多くなることと嚥下障害が引き起こす問題に肺炎があることから高めの BMI が理想的と予測される．男性では BMI 22〜28，女性では BMI 22〜25 程度を目処とする．一方で急激な体重減少は生命予後を悪化させる可能性があり[3)]，短期間に急激に体重が減少することがないように管理することが大切になる．特に高齢者では体重が減りやすく，一方で体重を増やしにくいため十分なエネルギー投与と運動療法の導入を早期に計画するとよいだろう．

Essence② 投与栄養は多めから

私たちは回復期リハ病棟入院中の脳卒中患者を対象にして，10 歳ごとの年齢階層別の摂取栄養量と体重変化について報告した[4)]．結果は体重変化がない栄養摂取量はどの年齢階層もほぼ同じで 2,000 kcal 前後であった．また栄養摂取量と HbA1c の変化量には相関を認めず，HbA1c は低下傾向であった．回復期リハ病棟では重度障害者も含めて豊富な運動量を保障できているためと思われた．このことから私たちはどの年齢階層でも 2,000 kcal を目処に栄養投与を開始している．そして体重の変化や空腹感，栄養指標の変化などを確認して投与栄養量を増減している．

栄養投与量を考えるとき，活動量の推定が重要になる．入院中や入所中の場合は当該施設で提供できる運動療法の量と質を知ることで活動量の推定が容易になる．

Essence ③ 計画栄養量達成までの期間

経腸栄養を優先するべきと考えられているが，経口摂取や経管栄養で計画した栄養量が摂れない場合はどうしたらよいのか．栄養摂取量が少ないままだと栄養障害が進行する．また ICU での栄養投与量が少ないと合併症率が増えるという報告がある[5)]．一方で ICU 入室 48 時間以内からの糖質輸液によるエネルギー補充は 8 日目から開始する群に比べて，生存率，感染症発生率などが劣ったと報告されている[6)]．また慢性的な栄養障害患者に対する急速な栄養投与で生じる Refeeding 症候群については，ガイドラインでは計画量の半分量からスタートして，5～7 日かけて計画した栄養量に到達する方法をすすめている[7)]．そこで計画栄養量を経腸栄養で摂れないケースや慢性栄養障害のケースでは計画量の半分量から投与を開始し，モニターしながら 7 日で計画栄養量を達成するプログラムがすすめられる．

演習 15

症例について考えてみよう．

80 歳，男性，身長 160 cm，体重 40 kg．脳梗塞後遺症，重度右片麻痺，失語にて ADL 全介助で回復期リハ病棟に入院した．嚥下障害が認められた．2,000 kcal で栄養を計画したが，1日目は1,000 kcal しか摂取できなかった．家族からは病前から栄養量が少なかったとの情報があった．

今後の栄養計画をどうするか．

Answer 私たちの対応

なぜ摂取できないのかを7日以内に分析して栄養投与経路を確保する．早急に嚥下機能検査を実施し，より多くの栄養を安全に摂取できる方法を検討する．分食など1回の摂取量を少なくしたり，栄養内容を検討し少量で高カロリーになるよう変更する．経口栄養で必要量に到達しない場合はIOE法（間歇的口腔食道経管栄養法）（p. 148参照）を一部取り入れるかを検討する．7日経っても経腸栄養での栄養が不十分であれば，経静脈的に不足栄養を補う．このとき糖質輸液に偏らないよう気をつける．さらに2～4週経っても栄養摂取量が安定しない場合は中心静脈栄養や胃瘻などを検討する．

（福村直毅）

文 献

1）Sasazuki S, et al：Body mass index and mortality from all causes and major causes in Japanese：results of a pooled analysis of 7 large-scale cohort studies. J Epidemiol, **21**：417-430, 2011.
2）中山敬三ほか：一般住民における肥満に伴う合併症と生命予後：久山町研究．日老医誌，**34**：935-941，1997.
3）Wallace JI, et al：Involuntary weight loss in older outpatients：incidence and clinical significance. J Am Geriatr Soc, **43(4)**：329-337, 1995.
4）菅原久美ほか：脳卒中回復期患者の必要エネルギー量の妥当性　年齢階層ごとの分析．静脈経腸栄養，**28(1)**：429，2013.
5）Villet S, et al：Negative impact of hypocaloric feeding and energy balance on clinical outcome in ICU patients. Clin Nutr, **24**：502-509, 2005.
6）Casaer MP, et al：Early versus late parenteral nutrition in critically ill adults. N Engl J Med, **365(6)**：506-517, 2011.
7）Mehanna HM, et al：Refeeding syndrome：what it is, and how to prevent and treat it. BMJ, **336**：1495-1498, 2008.

2 呼吸理学療法

Summary

嚥下障害＝食事の通過障害＋呼吸障害
呼吸障害⇒唾液誤嚥のコントロールが重要

1. 呼吸理学療法
    - 体位ドレナージ
    - 排痰補助
    - 呼吸能改善
2. 吸引
3. 手術治療

Essence ① 呼吸管理の重要性

嚥下障害治療が目指すものは肺炎･窒息の予防と栄養障害の回避である．肺炎と窒息は呼吸器のトラブルである．つまり嚥下障害治療の主たる目標は呼吸器管理と重なると言える．

Essence ② 唾液誤嚥のコントロール

嚥下機能を詳細に分析すれば食物誤嚥の防止は容易である．一方で唾液誤嚥は軽度の嚥下障害から出現し，また唾液誤嚥の程度は食物誤嚥の程度と必ずしも相関しない．したがって食物誤嚥のコントロールとは独立して唾液誤嚥のコントロールを図らねばならない．

唾液誤嚥に対する人体の反応は，① 吸収，② 喀出，③ 粘液繊毛機能による排出である．これらが十分に機能しており，かつ唾液誤嚥が対応可能な範囲に納まっていれば大きな問題はない．しかし人体の反応に異常があったり，唾液誤嚥量が許容範囲を超えていたりすれば呼吸管理が困難になる．

自律的な呼吸管理が困難であると判断されれば，補助的なアプローチが必要になる．侵襲度が低い順に，① 呼吸理学療法，② 吸引，③ 手術治療が挙げられる．侵襲度が低い順に適応を考慮する．

Essence ③ 呼吸理学療法の実際

鶴岡協立リハビリテーション病院で導入している呼吸理学療法は以下の3つに大別される．

1. 体位ドレナージ

唾液誤嚥をしにくい姿勢，あるいは誤嚥された唾液を排出しやすい姿勢を保つ手技である．長時間にわたる安静時の姿勢保持が唾液誤嚥に大きく関わるため，看護師，介護職も含めた多職種が体位ドレナージの原理と適応，禁忌，合併症，活用方法を知って適切に導入できなければならない．

2. 排痰補助

排痰機能が低下して自律的に排痰が困難なケースに対して実施する．タッピング，バイブレーションのほか，鶴岡協立リハビリテーション病院では咳嗽補助装置(カフアシスト)を用いることがある．咳嗽補助装置は適切に用いると，次項の呼吸能改善にも活用できる．特に肺活量改善に効果があると考えられる．

3. 呼吸能改善

自律的な唾液コントロールを可能にするよう，嚥下機能改善とともに呼吸能改善を目指した訓練や薬物コントロールを行う．訓練は体幹筋トレーニングや呼吸関連筋のトレーニングを含む. 適切な栄養管理も重要である．

演習 16

吸引手技は緊急避難的で, 重大な合併症が生じるリスクが高い. したがって呼吸理学療法を優先して実行することが重要になる.

持続唾液誤嚥が明らかで喀出困難な症例に対して，考慮すべき姿勢は何だろうか.

Answer 私たちの対応

仰臥位あるいはヘッドアップ座位(ファーラー位など)をとることがあるが，唾液誤嚥の観点からはハイリスクな姿勢である．なぜならば唾液が下咽頭後壁，特に披裂間切痕近傍に集中し，気道に直接流入する可能性が高まるからである．

唾液誤嚥を防ぐための姿勢は，① 完全側臥位(p. 67 参照)，② 前傾座位である．完全側臥位では顔を下に向けることで口腔内の唾液を口腔外に誘導することができる．前傾座位でも同様にオーバーテーブルやクッションを用いて顔を下に向けて唾液を口腔外に出すようにする．注意点は寝具やクッションなどで気道を閉塞しないようにすることである．

(福村直毅)

Chapter Ⅳ 治療

3 栄養ルートの選択

Summary

経腸栄養を優先
↓
嚥下障害のスクリーニング
↓
経口栄養を追求
↓
代替栄養

Essence ① 経腸栄養が不能なら経静脈栄養

最も自然で望ましいのは経口ルートでの経腸栄養なので，まず経腸栄養ができるのかを判断する(図Ⅳ-1)．経腸栄養が不能と判断されれば経静脈栄養となる．腸管の炎症など，ごく短期間消化管が使えない場合は末梢静脈栄養，それ以外は中心静脈栄養を検討する．

Essence ② 経腸栄養評価の入り口が嚥下機能評価

経腸栄養を阻害する因子を認めなかった場合は経口ルートが可能であるかを判別するために嚥下障害のスクリーニングを実施する．嚥下障害がないと評価できれば通常の経口摂取を選択する．嚥下障害があると評価されたら，嚥下機能の代償方法を検討するために嚥下造影検査か嚥下内視鏡検査を計画する．姿勢・食材・嚥下手技などで代償できると評価できれば，代償方法を用いた経口摂取(修正経口摂取)を実施する．

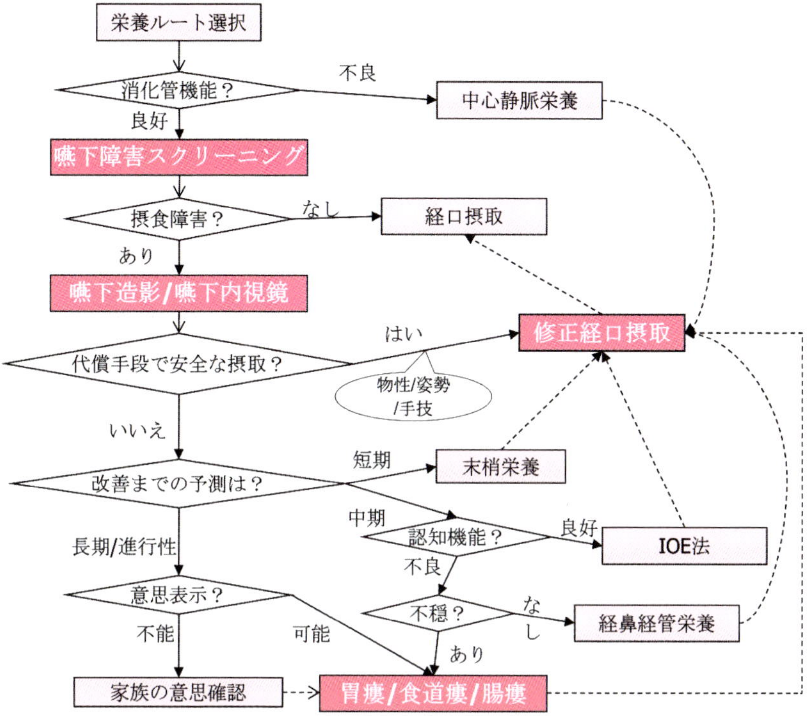

図Ⅳ-1　栄養ルートの選択チャート

Essence ③ 代替栄養法の選択

安全な経口摂取方法が見つからなければ経口摂取以外の栄養ルートを選択する．短期間(1 週間程度)で経口摂取方法が獲得できると予測された場合は末梢栄養を検討する．1 週間以上～1 か月程度の期間で経口摂取が獲得できると予測された場合は，手技の認知ができて実施可能であれば IOE 法(間歇的口腔食道経管栄養法)(p. 148 参照)を導入する．IOE 法が困難となったら経鼻チューブ留置時に事故抜去のリスクが高いかを判断し，リスクが低いと評価されれば経鼻経管栄養，リスクが高いと評価されれば胃瘻を検討する．経口摂取獲得に数か月以上が予測される場合や経口摂取獲得の目処が立たない場合は終末期であるかを慎重に評価し，家族とよく相談したうえで栄養を続けるか検討する．栄養を続けると判断した場合は胃瘻を検討する．栄養を続けないと判断した場合は栄養をしないか，あるいは末梢輸液を少量続ける選択がされている．

経口摂取以外の選択をした場合は，定期的に栄養ルートの選択を繰り返す．

演習17

症例について考えてみよう．

80歳，女性．めまい，嘔気，嘔吐，頭痛で，発症したくも膜下出血で動脈瘤クリッピング後3か月，水頭症に対するVPシャント術後2か月で経鼻経管栄養され，回復期リハ病棟に転院してきた．うつの既往，訓練や食事の拒否があり，抗うつ薬が処方されている．嘔気の訴えがある．

嚥下造影検査，嚥下内視鏡検査にて咽頭・喉頭機能は明らかな問題を認めなかった．歯の欠損が多いが義歯を持っていない．

Q1　入院時の栄養ルートをどうするか．

投薬にて嘔気は速やかにコントロールされた．しかし介入後1か月経っても食欲が改善せず，食べたくないので胃瘻にしてほしいと本人から希望があった．

Q2　栄養ルートの選択と治療計画をどうするか．

Answer　私たちの対応

A1　嘔気はあるが，すでに経鼻経管栄養が始まっていて腸管機能に明らかな問題はない．咽頭・喉頭機能にも明らかな問題はないが，食思不振はある．拒食にて代替栄養を要する．経口移行までの期間が不明であるが，気分障害が改善すれば経口移行が可能であり，1か月程度での経口移行を目指し胃瘻ではなく経鼻経管栄養の継続を選択した．

A 2 改善までの期間が不明である．本人の意思が胃瘻希望と明らかであり，胃瘻造設に踏み切った．胃瘻造設後突然食欲が改善し，術後 2 週間で 3 食経口摂取に移行した．さらに義歯を作製し，常食摂取に至った．ただし気分障害の程度によって拒食になるリスクがあった．特にストレスが大きい退院にて拒食にならないか確認後，外来で胃瘻抜去に至った．

鶴岡協立リハビリテーション病院では拒食の場合，胃瘻造設後早期に経口移行に至るケースが半数程度である．食事をしなければならないと考えるストレスがなくなることで拒食が改善するのかもしれない．

（福村直毅）

Chapter Ⅳ 治療

4 嚥下機能改善術

Summary

声門閉鎖不全 →声帯内転術
食道入口部開大不全→輪状咽頭筋切断術・喉頭挙上術

保存的治療で嚥下障害が改善しない，または改善まで待てないと判断された場合には侵襲的な治療を検討する．嚥下機能を改善させたり誤嚥のリスクを低下させる目的で行う嚥下機能改善術と，誤嚥しなくなるようにする誤嚥防止術がある．はじめに嚥下機能改善術を紹介する．

Essence ① 声帯内転術

声門閉鎖が不十分で他の手段で誤嚥を防ぐのが困難な場合，声帯内転術の適応となる．

術式は声体内注入術，甲状軟骨形成術などがある．

声帯内注入術：麻痺した声帯の外側に自家脂肪などを注入して声帯を内側に圧迫し移動させる手術．

甲状軟骨形成術Ⅰ型：局麻下に甲状軟骨を開窓し，軟骨，セラミックなどを挿入して声帯を内転させる手術(図Ⅳ-2)．

Essence ② 輪状咽頭筋切断術・喉頭挙上術

食道入口部開大不全があり，他の方法で改善させるのが困難な場合に適応になる．

輪状咽頭筋切断術と喉頭挙上術を合わせて行う(棚橋法)こともある．

輪状咽頭筋切断術：食道入口部を閉鎖させる輪状咽頭筋を切断することで食道入口部を開きやすくする．

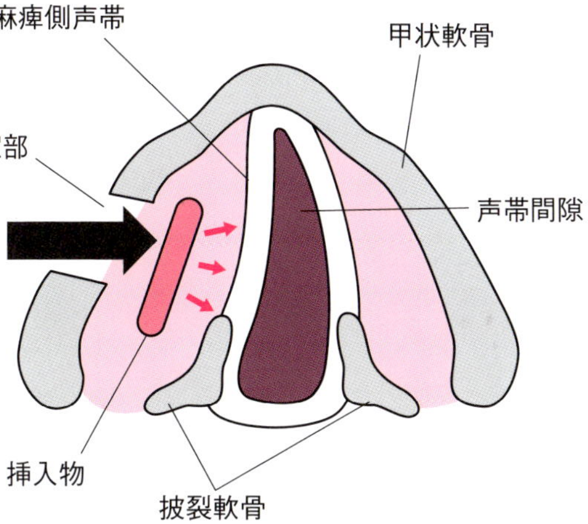

図Ⅳ-2　甲状軟骨形成術Ⅰ型

喉頭挙上術：喉頭を前上方に引き上げることで喉頭の背側に位置する食道入口部を開大させる.

（福村直毅）

Chapter Ⅳ
治療

5 誤嚥防止術

Summary

◉常に意識しておくべき治療方法

〈メリット〉誤嚥防止

〈デメリット〉声を失う

Essence ① 誤嚥防止術

誤嚥は食事の通り道と空気の通り道が交通しているために生じる．物理的にこの交通を遮断するのが誤嚥防止術である．術式には喉頭全摘術，喉頭気管分離術，声門閉鎖術などがある．他の手段では食物誤嚥だけでなく多量の唾液誤嚥が回避困難であり，かつ改善が見込めない場合によい適応となる．

Essence ② 発声が困難

気管食道分離術では，呼吸は永久気管孔または気管切開孔を介する．したがって発声は人工喉頭などを用いることになる．将来にわたり言語機能が喪失されると予測されるケース以外では，可逆的な治療を優先に検討する必要がある．

6 薬物の影響

Summary

薬物は悪影響を与えることが多い…眠気，錐体外路症状

- 向精神薬／抗てんかん薬：減量または変更
- 抗アレルギー薬　　　　：外用薬に変更
- スルピリド　　　　　　：中止または変更

Essence ① 薬剤性嚥下障害

診断する際に常に注意しなければならないのが，服用している薬とその開始時期である．薬剤性の嚥下障害，あるいは薬剤によって嚥下障害が重度化している症例は思いのほか多い（表Ⅳ-1）．したがって嚥下障害の病歴

表Ⅳ-1　嚥下障害を悪化させる可能性がある薬剤の代表例

系統	商品名
睡眠薬	ドラール，ロヒプノールなど
抗不安薬	セルシン，デパスなど
抗うつ薬	トリプタノール，ルジオミールなど
抗精神病薬	レボトミン，セレネース，ドグマチール，セロクエルなど
抗てんかん薬	フェノバルビタール，フェニトイン，デパケン，イーケプラなど
抗ヒスタミン薬第一世代	ポララミン，アタラックスなど
抗ヒスタミン薬第二世代Ⅰ類	ザジテン，セルテクトなど
抗ヒスタミン薬第二世代Ⅱ類	アレグラ，ザイザルなど

抗ヒスタミン薬は世代が新しいほどリスクが下がるが，高齢者への投与後は1〜2週間で明らかな嚥下機能の悪化を認めることがあるので頻繁な観察を要する．詳細は「高齢者に対して特に慎重な投与を要する薬物のリスト」（日本老年医学会）を参照されたい．

と処方歴を照らし合わせて，影響がありそうな薬剤を洗い出す作業が必須である．処方内容が長年変わっていなくても加齢や体重低下などで薬物の血中濃度に変化が出ていることも想定される．

処方によっては代替，あるいは減量などが可能な場合がある．薬剤性の嚥下障害は薬剤の変更や減量などで容易に改善できることが多い．

Essence ② 向精神薬／抗てんかん薬

せん妄や認知症の周辺症状，うつ，不眠など嚥下障害と並存する障害に対して，向精神薬を処方されるケースは多い．また精神科で加療中の患者について既存の嚥下障害が明らかでなくても向精神薬単独で嚥下障害が出現することがある．向精神薬は増量／減量によって嚥下機能が大きく変化する．向精神薬服用中に嚥下障害が疑われたら，まず処方の変更を検討するとよい．

てんかんも嚥下障害と並存する疾患の1つである．抗てんかん薬は中枢神経疾患の治療経過中にてんかん発作が認められると，開始されたり増量されたりする．抗てんかん薬が開始／増量されたときは必ず嚥下障害をはじめとする身体機能にどう影響するか確認すべきである．てんかん発作の再発抑制による利益より身体機能低下の損失が上回ることもある．

Essence ③ 嚥下障害の症状に対する投薬で悪化するケース

嚥下障害が原因で現れた症状に対して嚥下機能を低下させる投薬が選択されることがある．投薬によるリスクとベネフィットをよく吟味して処方する必要がある．高齢者，障害のある方はすでに投薬されていることが多く，症状に対して新たに処方を追加する前に服薬内容の変更，減量，中止を検討する．

1. 食欲不振に対するスルピリド（ドグマチール）に注意

嚥下障害があって適切な食事が提供されていない場合や障害受容の過程で抑うつ，否認に陥っている場合などに食事量が減少することがある．こういった症例に副作用である体重増加を狙ってスルピリドを処方されることがある．一方でスルピリドは錐体外路症状や遅発性ジスキネジア，悪性症候群などの副作用のため，特に高齢者において慎重に投与すべきとされる[1)]．当院の外来でも，食欲不振に対してスルピリドが処方され，嚥下機能が低下した症例を散見する．高齢者の食欲不振に対してはまず嚥下機能を確認してリスクを高めるような治療を避ける必要がある．抑うつに対してはより安全な代替薬を検討するとよい．

2. 栄養障害からくる皮膚障害に対する抗ヒスタミン薬に注意

嚥下障害の帰結の1つが栄養障害であるが，長期に栄養不良状態が続くと皮膚炎を生じてかゆみを生じやすくなる．こういったかゆみの訴えに対して内服で抗ヒスタミン薬が処方されることがある．抗ヒスタミン薬による唾液分泌低下や，眠気により嚥下機能が低下して栄養障害の進行に拍車をかけることがある．高齢者や痩せている患者の場合などは特にかゆみの原因について精査したうえで，嚥下機能に問題があればローションや外用薬で症状緩和を図り，原因の除去を検討する．

演習18

症例について考えてみよう．

78歳，男性，身長165 cm，体重54 kg．脳出血後遺症(2年前に発症．右片麻痺，運動性失語)，胃切除後，交通外傷既往，抗てんかん薬服用中．ADLは介助歩行，左上肢で常食を自力摂取．妻と2人暮らし．食事中にむせるようになり，食事量が減少したと訴え，妻とともに外来を受診した．

嚥下内視鏡検査では喉頭蓋機能は良好で，嚥下反射惹起遅延と中咽頭残留を認めた．

姿勢の介入はせず，食事はミキサーとろみ食と水分とろみ段階1(薄いとろみ)を妻に指導した．デイケア通所先にも連絡し，食事を変更してもらった．妻は治療に積極的で理解力も高かった．1か月後に再診を計画したが，経過中10日後に肺炎を発症した．

何が問題だったのだろうか．考えられることは何か．

Answer 私たちの対応

処方内容，特に抗てんかん薬に関する分析が不十分である．

てんかん発作は1か月前に初発し，抗てんかん薬も同時期から処方されていた．主訴であるむせや食事量減少は抗てんかん薬服用後に出現していた．てんかん発作は一過性の意識障害で発作後に意識障害は遷延していなかった．服用による利益を損失が上回っていると評価できるケースである．抗てんかん薬の服薬中止や減量を検討すべきであった．

肺炎発症の直接的な原因は短期入所利用時に情報伝達がなく，常食を提供されたことであった．介護保険利用中の場合はケアマネージャーへの連絡が必須になる．

（福村直毅）

文　献

1）高齢者に対して特に慎重な投与を要する薬物のリスト．日本老年医学会，2005.

Chapter

V チームとシステム

Chapter V チームとシステム

1 治療理念の統一

Summary

◉目　標

食の楽しみを通じて生きる活力を生み出す

◉指　針

1. 安全性追求
2. 理念の普及と接遇への反映
3. 楽しみ追求
4. 効率的介入

Essence ① 目標の統一

嚥下障害を治療する際には多職種が参加するのみならず，多事業者が嚥下障害治療という事業に参画する．それぞれが別の目標に向かってしまうと，継続性が途切れ整合性のある一貫した治療はできない．事業目標を統一することで効果のある治療が可能になる．

食べることは生きるために必要な要素である．同時に基本的欲求でもある．嚥下治療が追及すべきは単に生きるための食のみではなく，心理に根ざした食行為をも含有する．食は快楽，コミュニケーションのためでもある．言い換えれば嚥下治療の目標は「食の楽しみを通じて生きる活力を生み出す」ことである．

Essence ② 指針

目標を目指し行動するための指針として以下の 4 つを示す（図V-1）．①から順に優先される．

① **安全性追求**：どんな楽しいことでも安全を追求されていなければなら

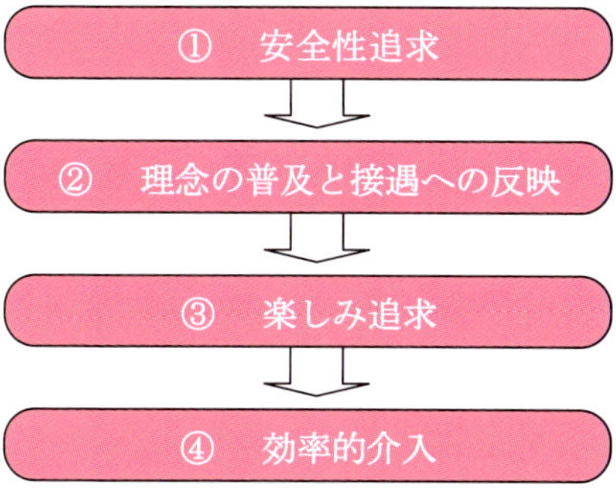

図V-1 目標を目指し行動するための指針

ない．医療者は窒息や肺炎のリスクを説明するだけでは不十分である．どの方法ではどういったリスクがあるのかを検討して，最も安全な方法から導入できるか相談して生活スタイルを考える必要がある．

② **理念の普及と接遇への反映**：安全な摂取方法を見つけ出しても患者自身が採用する気にならなければ無意味になる．患者は障害があることを告知されてショックを受けている．障害受容の過程で否認や怒りに陥り，障害がないかのように振る舞ったり障害に対応しようとすると怒ることもある．我々医療関係者は患者の主観的な思いに寄り添いながらも，同時に患者が危険な目にあわないよう冷静な判断をしなければならない．治療チームは嚥下障害治療の目標を共有して，どの職員が対応しても一貫した説明ができる必要がある．

③ **楽しみ追求**：安全性と楽しみは両立できる．楽しみの提供は患者や家族らに見える形になるため嚥下治療の核となる．味／食感／見た目／食器／食環境など，追及できるポイントは多い．嚥下治療チームの構成メンバーが個々に工夫し発展できる部分でもある．

④ **効率的介入**：安全な食事を楽しめるように提供することができる中で，より効率的な調理や提供方法，食事環境づくり，介助方法，検査方法などを検討する．コストがかかりすぎればすべての人に嚥下障害治療を提供できなくなってしまう．一方でコストを先に意識してしまうと安全や楽しさが置き去りになりやすい．つまり効率の追求は嚥下障害治療を継続す

るための手段であり，目的ではないことを意識しよう．

演習19

高齢化率 28%，人口 30 万人の地域で嚥下障害治療を始めようとしたとき，

Q1　嚥下障害治療の理念を共有すべきチーム構成員は誰だろうか．

Q2　また理念を統一するために誰が何をしたらよいだろうか．

Answer　私たちの対応

嚥下障害治療は食事をするすべての場面に関わる人たちが行わねばならない．また嚥下障害を有する人は高齢者を中心に地域住民の 5～10%程度に上ると予測されるため，この地域には 1.5～3 万人の嚥下障害患者が生活しているものと考えられる．

A1　地域で生活する嚥下障害患者と食事を通じて関係するすべての人．

家族，医療・福祉関係者，配食サービス・介護食関係者，レストラン関係者，医療福祉機器関係者などだが，これらの人は必ずしも同じ地域で生活しているわけではない．

A2　理念の普及には学習会の開催や教科書，インターネット，メディアを通じて多数の人々を対象とした広報活動も必要である．しかしながらそれ以上に効果的なのが，個々の嚥下障害患者自身に対する具体的な対応を通じて体験し，学ぶ機会である．多数の嚥下障害患者と接する機会がある医師，歯科医師が中心となったチームが治療にあたる度に理念を普及することが大切である．

（福村直毅）

2 役割とチーム構成

Summary

- 生活介助者，評価者，治療者の 3 つの役割がある
- 1 人でいくつも兼ねることもある

Essence ① 嚥下治療における役割

嚥下治療には多くの役割がある．役割を明確にすると効果的に連携できる(図V-2)．1 人でいくつかの役割を担うことが多い．充実した治療体制に向けてチーム内で役割を確認し，足りない部分を補う．また役割を意識した学習をするとチームの力が充実する．

Essence ② 生活介助者

生活介助者は，生活の中で食の楽しみを実現する役割を担う．安全で生きる活力になり楽しめる食事を考え，調理し，配膳し，介助する．食の楽しみを実感できるような様々な工夫も生活介助者の役割になる．

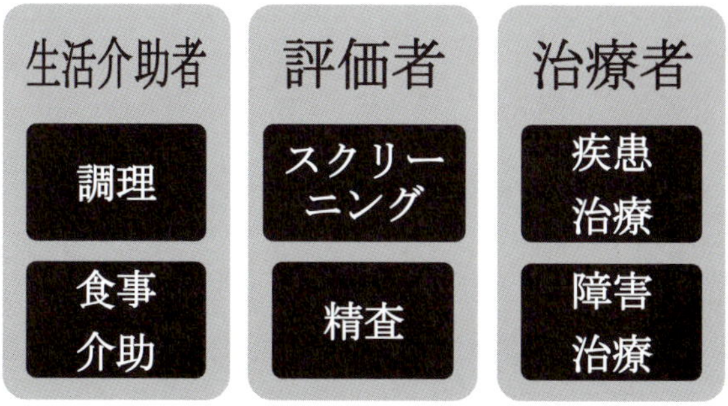

図V-2　役割とチーム構成

Essence ③ 評価者

評価者は，嚥下障害に気づき分析する役割を担う．嚥下障害によるリスクを発見し，嚥下機能のどういった特徴によりリスクを生じているかを調べ，代償方法と能力維持や改善に向けたアプローチを提案する．

Essence ④ 治療者

治療者は，嚥下障害の原因または結果となる疾患を治療したり，嚥下機能の維持向上を目指した管理や訓練をする役割を担う．原因は疾患(口腔疾患，脳疾患，咽頭・喉頭疾患，消化器疾患，肺疾患，神経疾患，筋疾患，精神疾患など)のほか，薬剤性や環境の影響(食べ物の変化や住環境の変化など)もある．嚥下障害によって生じる疾患には肺炎，窒息，低栄養以外に口腔疾患，咽頭・喉頭疾患，精神疾患などがある．嚥下機能の維持向上には生きる活力を維持向上させるために生活能力を活用することや，環境の整備や身体訓練などあらゆる手段が含まれる．嚥下障害治療に特異的な訓練もある．

演習 20

症例について考えてみよう．

82 歳，男性．アルツハイマー型認知症の指摘あり．日常生活自立，外出時の道迷いあり．同居の娘が調理，配膳を担っていた．通所時に水分摂取でむせるようになったことに介護職員が気づいて娘に連絡し，主治医に相談のうえ，嚥下専門外来を受診した．診察の結果，水分にとろみをつけて提供する必要を認めた．自宅では娘が管理し，通所時は介護職員がとろみをつけることになった．それ以来，娘もむせる場面があるか注意してみている．向精神薬を減量し，体力づくりのため毎日娘と散歩するようになった．

娘が果たしている役割は何か．

Answer 私たちの考え

娘は生活介助者(調理)，評価者(スクリーニング)，治療者(障害治療)を担っている．施設職員，主治医，嚥下専門外来が不足部分を補っている．施設職員は生活介助者(調理)，評価者(スクリーニング)，主治医は治療者(疾患治療，障害治療)，嚥下専門外来は評価者(精査)である．

(福村直毅)

Chapter V チームとシステム

3 職種と主な仕事

Summary

職種ごとの専門性…必要条件
拡大する専門性＝「多職種相互乗り入れ」

Essence ① 各職種に期待される役割

嚥下治療に関わる医療と介護の専門職は多い．それぞれに嚥下治療において期待される役割がある．下に各専門職の代表的な役割を挙げた（図Ⅴ-3）．

介護士	ＱＯＬ管理／摂取状況評価
看護師	疾患管理／摂取状況評価
栄養士	栄養計画／食事摂取量評価／栄養状態評価
調理師	調理／料理の物性評価
歯科衛生士	口腔衛生管理
言語聴覚士	嚥下機能訓練／機能評価
理学療法士	姿勢管理／呼吸管理／筋力訓練
作業療法士	食事動作訓練／高次脳機能障害評価
医師	疾患管理／機能評価／機能改善治療
歯科医師	口腔疾患管理／機能評価／機能改善治療
社会福祉士	社会生活評価・援助

図Ⅴ-3　各専門職の代表的な役割

Essence ② 役割と仕事

仕事とは職種の特徴と環境に合わせて役割を具体化したものである．したがって各職種は役割を意識することで多彩な仕事を作ることができる．専門職の役割は仕事を通じて表現される．

Essence ③ 多職種相互乗り入れ

多くの専門職が同じ目標に向かうとき，具体的な作業を分担する．しかし職域を意識しすぎると一部の作業に固執する危険性がある．職種ごとの仕事を作業で分類しようとすると見かけ上は効率的なシステムを構築できるが，重要な仕事を割愛してしまう危険性がある．役割を意識して積極的に仕事を作ろうとすればいくつかの専門職で同じ作業をすることになる．それを「多職種相互乗り入れ」と呼ぶ．同じように見える作業もそれぞれに違う仕事としての意味を持つ．例えば病院での「食事介助(作業)」を考えてみよう．安全な食生活の提供という作業の基本的意味に加えて，看護師が行えば疾患治療とスクリーニングの意味が強くなり，介護職が行えば食の楽しみを通じたQOL拡大の意味合いが強まる．言語聴覚士なら嚥下障害評価と直接訓練，作業療法士なら食事動作の評価，理学療法士なら姿勢が及ぼす影響を意識するだろう．医師なら疾患の症状として捉えたり，嚥下障害評価といった役割を意識するだろう．つまり専門職の仕事は表面的な作業分担にとらわれず，作業を通じて実現される役割を意識するとよい．

演習21

事例について考えてみよう．

ある病院では以下の嚥下障害対策システム(作業工程)を実施している．

入院時に看護師が嚥下障害のスクリーニングを行って，問題があれば医師に連絡して医師が言語聴覚士の訓練処方を出す．問題がなければ介護職が食事介助を行う．言語聴覚士が間接所見から評価し，必要時に医師に嚥下検査を依頼する．評価後言語聴覚士が単独で，あるいは医師と対応策を検討して結果を看護師に伝える．嚥下障害が認められた患者の食事介助は言語聴覚士か看護師が指示通り実施する．退院時には看護師が入院時の対応方法をまとめて記載した書類を作成し，退院後の医学管理をする病院に申し送る．

多職種相互乗り入れの立場からどんな問題点があると考えられるか．

Answer 私たちの考え

作業ごとにほぼ単一の職種が割り当てられていて効率的ではあるが，実効性に乏しいシステムになっている可能性がある．

嚥下機能は体調の変化により変化するため，入院中は常に嚥下障害の出現，変化について観察する必要がある．スクリーニングはすべての嚥下障害を検出するものではない．したがって入院時のスクリーニングだけで嚥下障害対策をスタートさせるかを決めるのでは不十分である．

嚥下障害への対策は機能障害だけを吟味すればよいものではない．病態や病棟の対応能力，心理状態，退院後の生活などを含めて総合的に判断して対策を考える必要がある．言語聴覚士，医師だけでなく看護師や介護職，栄養士，理学療法士，作業療法士らがともに対策を考えるとよい．言語聴覚士らが提案した暫定的な対策について，多職種が吟味し修正する工程が必要となる．

退院後の生活において必要な情報として入院時の栄養方法だけでは不十分である．退院後の生活を想定して栄養方法を提案する必要がある．社会福祉士も交えて再評価する工程があるとよい．

職種ごとに作業を指定されると作業を遂行することで仕事をしているように錯覚してしまう危険性がある．作業工程は治療の骨格に過ぎない．

（福村直毅）

4 スクリーニング・アセスメント

Summary

すべての嚥下障害患者を見つけられるスクリーニングはない
↓
アセスメントが必要
〈アセスメントのポイント〉
- 声：がらがら声，かすれ声
- 食事時の変化：むせ，食事量減少，食事時間延長，嘔吐
- 全身状態：やせ，発熱，肺炎，窒息

Essence ① スクリーニング後が大切

スクリーニングとはふるい分けることである．様々な嚥下障害スクリーニング方法が考案されているが，いずれも嚥下障害の検出力(感度)は6，7割程度と考えられる．またスクリーニングは嚥下障害らしさを知るだけのものであり，個々の嚥下障害に対する対策はわからない．つまりスクリーニングの目的は母集団から嚥下障害者が多いグループと少ないグループに分けることである．個々の症例については嚥下障害者が多いグループでは精査を検討し，少ないグループでは間接所見で嚥下障害の可能性があるかを観察し続ける必要がある．食事中や生活の中でおかしいと思ったら，嚥下障害があると考えるほうがよい．スクリーニング手技に頼りすぎないことが大切である．

代表的なスクリーニングとしては反復唾液嚥下テスト，水飲みテスト，改訂水飲みテストなどがある．鶴岡協立リハビリテーション病院では入院時に水飲みテストを実施している．水飲みテスト陽性グループは全例，嚥

下内視鏡(VE)検査か嚥下造影(VF)検査を実施する．陰性グループは医師による診察や看護師，介護職，療法士らの観察の結果，嚥下障害が疑われる場合は陽性グループと同様に精査を行う．入院時すでに嚥下障害が指摘されていたり，明らかに嚥下障害があると考えられる場合はスクリーニングを要しない．ただちに精査を計画することになる．

Essence ② アセスメント

短期入所など，ある場所での管理が短期間である場合は，スクリーニング後に嚥下機能が変化する可能性が比較的低い．一方で急性期治療中は疾患の影響で，また療養病棟や長期間の施設管理，在宅管理中は時間経過の影響でスクリーニング後に嚥下機能が変化する可能性が高い．したがってスクリーニング後に嚥下機能が変化していないかを常にアセスメントすることになる．

アセスメントのポイントを３つに分けて説明する．

1. 声　質

「呼吸音」，「声」を評価する．わかることの１つは粘稠な唾液が呼吸時の空気が通過するところに入っているかである．粘稠な唾液は呼吸により振動し音を発する．その振動音を聞き分ける．高い音では中枢寄りに，低い音の場合はより末梢に唾液があることを示唆する．注意点として脱水など唾液分泌能が低下する病態があると唾液が乾燥して振動しにくくなるため障害を検知しにくくなることである．

他に気道狭窄や声帯異常に伴う音声変化がわかる．特にかすれ声は声帯の異常を示していることが多く，嚥下中誤嚥のリスクを疑わせる．

2. 食　事

「食むせ」は嚥下障害に気づく主な症状である．ただし気道知覚が低下してくるとむせの反射が出にくくなり「むせない誤嚥」を生じ始める．むせていたのがむせなくなったのは悪化の可能性がある．

「嘔吐」はむせが激しくて腹圧が高まって生じる場合と，胃食道咽頭逆流から生じる場合などがある．いずれも経口栄養が効率的に行えなくなる．胃食道咽頭逆流は咽頭・喉頭炎を引き起こして誤嚥リスクを高めることもある．

「食事摂取量減少」は最も見過ごされやすい症状である．高齢だから仕方ないと摂取量減少に伴って提供量を減らしていき，気づいたら計画量に遠く及ばない状態が続いていることもある．食事提供量は必ず計画量を提供するように徹底し，食事摂取量が減っていないかアセスメントすべきである．自力摂取の場合，こぼしが多くて摂取量が低下していることがある．こぼしによる問題は見逃されやすいので意識するとよい．

「食事時間延長」は介護負担増大に直結するため検出されやすい．咀嚼障害や移送機能低下，咽頭・喉頭機能障害に対する代償として食事時間が延長する．また体幹機能低下で姿勢保持が困難になっている場合や上肢機能低下で自力摂取の効率が落ちていることもある．

3. 全身状態

「痩せ」は栄養障害の帰結の１つである．痩せることをポジティブに考える国民性があるからか，病的な痩せに関しても寛容なのが日本の特徴である．長期的な体重評価で1kg以上体重が低下したら嚥下障害に限らず日常生活動作能力などに低下がないかを確認し，栄養量の確認や嚥下機能評価などの対策を考えるとよい．

「発熱」は様々な原因で生じるため嚥下障害を強く示唆するものではないが，原因不明の発熱があった場合は嚥下障害が関係しているかもしれないと疑う．

「肺炎・窒息」は嚥下障害による致命的な帰結である．肺炎や窒息があれば嚥下障害を強く疑うが，こういった深刻な事態が生じる前に気づけるようにしたい．

演習22

医療福祉職員の関与が少なく家族が懸命に介護している在宅療養患者では栄養摂取量が漸減しても気づかれないことがある．1食に数口しか摂取していなくても1食食べきっていると家族が認識していることもある．

食事以外の通院や往診，通所時に関係している医療福祉関係者が在宅での栄養摂取量低下を見つけ出すにはどんな方法があるだろうか．

Answer 私たちの対応

私たちは食事摂取状況を聞き取るときに「若い家族と比べてどの程度食べているか」を聞くようにしている．漠然と食事を食べられているかだけを聞くと，提供量に対してどれだけ食べられているかを答えることが多い．「全部食べられています」と言われても摂取量はわからない．他の家族の摂取量との比較は家族に客観的な尺度を提示できる．

病院や施設でも同様のことが言える．「ハーフ食」などと称して計画量の半分を提供し，「全量摂取」とだけ伝えられることもある．栄養摂取量は提供量を必ず把握するようにする．

（福村直毅）

5 急性期

Summary

〈目　的〉アクティブな疾患管理と嚥下障害管理の両立
- 脳血管疾患→スクリーニング→精査（VF，VE）→経口栄養
- 肺炎→精査（VF，VE）→経口栄養

〈ポイント〉栄養方法／栄養量の切り替えタイミング
- 経静脈栄養→経腸栄養→経口栄養
- 蛋白異化期→蛋白同化期

〈回復期への移行〉
- アクティブな疾患の沈静化
- 十分な栄養管理が可能になる予測

Essence ① アクティブな疾患管理と嚥下障害管理の両立

疾患治療の急性期における嚥下障害治療について述べる．

急性期は全身状態の変動が大きく，嚥下機能の変動も激しい．治療開始後数日で嚥下機能が著しく低下することもある．そのためアクティブな疾患が沈静化するまで経口摂取を開始しないことも多い．

一方で疾患治療中も必要な栄養を投与しなければ疾患治癒後の能力回復に多大な影響を及ぼす．栄養ルートとしては経口摂取が理想的である．つまりアクティブな疾患の治療中は経口摂取を避けたいが，栄養ルートとしての経口摂取が望ましいという矛盾した状況が多発する．

急性期に安全な経口栄養を維持するには現状より能力が低下しても安全性を担保できる経口代償方法を立案しなければならない．そのためには嚥下内視鏡，嚥下造影による精査が必須と言える．間接所見は現状の能力の安全性を推定するだけだからである．

すべての患者に精査ができない場合は，精査しないである程度安全性を担保できそうな患者群を選別(スクリーニング)する必要がある．疾患ごとに特徴があり，例えば，くも膜下出血を除く脳血管疾患では発症後数日で能力低下のピークを迎えることが多く，発症後1週間程度でスクリーニングして精査を要するかを判別するとよいだろう．一方で高齢者肺炎の場合は嚥下障害が潜在していることが多く，経口摂取開始前に必ず精査をすべきである．

Essence ② 栄養方法／栄養量の切り替えタイミング

経口栄養が困難と判断された場合，他の栄養ルートを確保することとなる．経静脈栄養→経腸栄養→経口栄養と，経口栄養を目指す．蛋白異化期の栄養投与と蛋白同化期の栄養投与は異なる．切り替えが遅れると回復に多大な影響を与える．

Essence ③ 回復期への移行

「急性期を脱して回復期に移行する」とはアクティブな疾患の沈静化を意味している．また回復期では十分な栄養管理が必要であるため，急性期の栄養管理からさらに充実した栄養摂取が可能になる栄養ルートを確保するか，回復期以降早期に十分な栄養管理が可能になる予測が必要になる．経口栄養で十分な栄養摂取ができそうになければ，胃瘻などを積極的に導入する．

演習23

症例について考えてみよう．

78歳，男性，身長165 cm，体重45 kg．右下葉の肺炎にて入院治療を開始した．陳旧性脳梗塞にて軽度の右片麻痺，失語あり．自宅で75歳の妻と2人暮らし，日常生活はほぼ自立で座位で常食を摂取していた．末梢輸液と抗生剤投与の結果，7日で炎症反応は陰性化した．同日，嚥下内視鏡検査で中～下咽頭残留が多く，左下完全側臥位でペーストとろみ食が必要と診断された．入院2週間で同条件で1日1,000 kcal摂取となり，末梢栄養を終了した．

退院にあたって何を考慮するか.

Answer 私たちの対応

急性期から回復期に移行する際に準備すべきことを確認する．アクティブな疾患として肺炎が認められた．肺炎は沈静化したと評価できる．栄養摂取は末梢から開始し，1 週間で経口併用，2 週間後には代償手技を用いて最低限の栄養が経口摂取できるようになっている．

回復期への移行で不足しているのは回復期で必要な栄養量になっていないことである．現状で退院するには「嚥下治療に長けた回復期リハ病棟に転院する」など十分な栄養量になる予測が立てられなければならない．

病前と比べると食事姿勢，食事形態に変化が生じており，自宅退院には「十分な栄養摂取条件」，「新しい食事方法の指導と再現可能性を保障するサービス導入」を要する．

施設入所を考える場合，「十分な栄養摂取条件」に加えて「対象となる施設で食事方法が再現可能であるかの検討と指導」を要する．

（福村直毅）

Chapter V チームとシステム

6 回復期

Summary

〈目　的〉回復速度を高めて最大回復を得る
- 経口栄養方法の拡大
- 充実した栄養投与

〈ポイント〉十分量を摂取できる経口摂取方法の追及
- 心理的サポートを重視
- 栄養摂取方法の効率化（1食30分以内，1日2,000 kcal）

〈生活期への移行〉
- 再現可能で効率的な栄養方法獲得

Essence ① 回復速度を高めて最大回復を得る

疾患治療過程で急性期を抜けて能力が回復していく回復期の嚥下障害治療について述べる．

回復期では回復速度を高めて最大回復を得ることが目標になる．そのためには最大回復が可能になる栄養投与が必須となる．同時に嚥下機能の回復が早い時期でもあり，経口栄養方法の拡大を目指す．

Essence ② 十分量を摂取できる経口摂取方法の追及

回復期リハ病棟での摂取エネルギー量について鶴岡協立リハビリテーション病院で分析したところ，年齢にかかわらず2,000 kcal程度が望ましいことがわかった[1)]．それだけの栄養を摂取するためには心理的サポートを重視するとよい．安全な経口摂取方法の検討のみならず，その方法を患者が受け入れられるような接遇と環境づくりが重要になる．回復している実感があると患者自身も家族も前向きな気持ちになりやすい．嚥下障害の回復を予測して説明し，複数回の嚥下検査で検証することも患者が安心して主体的に治療に参加するうえで役に立つ．

回復期は生活期に比べると変化が早く，急変のリスクも高いため十分なアセスメントと状態に合わせた多彩な看護・介護技術が必要である．限られた資源で回復期を乗り切るには栄養摂取方法の効率化が必要である．短時間(1 食 30 分以内)に十分量(1 日 2,000 kcal)を摂取できる計画を優先する．

Essence ③ 生活期への移行

不安定でありながらも急速な回復が期待できる回復期を終え，安定した体調で長期に暮らす生活期に移行するうえで必要になる条件は，「再現可能で効率的な栄養方法の獲得」である．生活する場所に適した方法を見出し連絡または指導をする．

演習 24

引き続き，演習 23 の症例について別視点でも考えてみよう．

78 歳，男性，身長 165 cm，体重 45 kg．右下葉の肺炎にて入院治療を開始した．陳旧性脳梗塞にて軽度の右片麻痺，失語がある．自宅で 75 歳の妻と 2 人暮らし，日常生活はほぼ自立で座位で常食を摂取していた．急性期で左下完全側臥位でペーストとろみ食，1 日 1,000 kcal 摂取，体重 41 kg で回復期リハ病棟に転院した．

2 か月の加療で体重 43 kg，座位自力摂取でペーストとろみ食，1 日 2,000 kcal 摂取，屋内歩行自立で風呂以外の ADL 自立となった．介護保険は要支援 1 になった．

退院にあたって何を考慮するか．

Answer 私たちの対応

生活期に移行するための条件「再現可能で効率的な栄養方法の獲得」を考

えてみる.

自宅に退院するには病前の生活との変化を妻が管理できるかがポイントになる. 摂取姿勢は同じで, 食形態が常食からペーストとろみ食となった. 妻が調理できるか, とろみの管理ができるかを確認する. 鶴岡市では複数の配食サービスでペーストとろみ食が配達してもらえる. 調理に不安がある場合は配食サービスを用いることもある. 近隣の親類から援助がもらえることもある.

施設入所を考える場合, 要支援では介護保険施設が使えない. サービス付き高齢者向け住宅などを検討する. 嚥下調整食を提供できるかどうかを確認するとともに水分摂取時のとろみについて管理できるか確認を要する.

この症例では肺炎発症前からBMI 16.5と高度の痩せを認めた. 病前の経口摂取方法に無理があって次第に痩せてきていた可能性がある. 安全な経口摂取を続けていると, 栄養改善や筋力改善に伴ってさらに能力が改善する可能性がある. 退院後に嚥下障害の変化を確認するための診察(嚥下障害専門外来など)を計画するとよい.

(福村直毅)

文 献

1) 菅原久美ほか:脳卒中回復期患者の必要エネルギー量の妥当性 年齢階層ごとの分析. 静脈経腸栄養, **28(1)**: 429, 2013.

Chapter V チームとシステム

7 生活期

Summary

〈目　的〉嚥下障害を代償する栄養摂取方法継続とQOL拡大
- 安全な栄養摂取方法の診断と継続できる環境づくり
- 能力に合わせた楽しみ拡大

〈ポイント〉障害と共生する
- 障害に適応し，障害にとらわれない態度
- 多様な障害像に対応できる環境（社会）づくり
- 栄養摂取方法の効率化

Essence ① 嚥下障害を代償する栄養摂取方法継続とQOL拡大

急性期の疾患治療と状態が不安定な回復期を抜け出して，安定した生活期に入ったときの嚥下障害治療について述べる．

生活期には安定した能力が見込まれるため，安全な栄養摂取方法の継続が可能となるような環境づくりが重要である．そして嚥下能力に合わせた楽しみを拡大できるよう患者の希望や個性に合わせた計画を立案する．また，生活期にも長期的な能力改善が期待できることも多く，定期的な嚥下診察を計画するとよい．

Essence ② 障害と共生する

生活期では障害の急速な回復は難しいため，障害とともに生きる方法を考えることになる．患者はゆっくりした回復を希望しながらも障害に適応し，障害にとらわれない態度を手に入れられるかで生活の質が変化する．

患者が障害とともに生きるために社会は多様な障害像に対応できる環境を作ることで支援することができる．在宅，施設，病院での対応にとどま

らず外食やハレの日の食事，旅行中の食事など，より広い社会参加につながる場面での対応が求められる．

長期間にわたり必要な栄養を摂取でき，かつ栄養摂取にとらわれない生活をするには栄養摂取方法の効率化が望ましい．短時間で簡単に栄養を摂取できることで食事以外に使える時間が増えるからである．

演習25

引き続き症例について考えてみよう．

80 歳，男性，身長 165 cm，体重 52 kg．2 年前に肺炎で入院．陳旧性脳梗塞にて軽度の右片麻痺，失語がある．自宅で 77 歳の妻と 2 人暮らし，日常生活はほぼ自立で屋外歩行は杖で見守りである．退院後体重増加と体力回復を認め，嚥下機能が改善し座位で米飯軟菜とろみ，水分とろみを摂取している．妻がとろみ水の管理をし，一緒に散歩することで体力向上を目指している．介護保険は非該当である．

嚥下機能診察時に夫婦で鉄道を使った 1 泊の温泉旅行に行きたいと相談を受けた．

旅行にあたって嚥下機能のうえで工夫することは何か．

Answer 私たちの対応

旅行中の食事，水分摂取をすべて想定して準備する．移動中の食事，水分摂取と宿泊先での食事内容を確認して安全性を担保する．患者の妻ができる範囲は指導して実施してもらう．

（福村直毅）

Chapter

VI

多職種からのアプローチ

Chapter Ⅵ 多職種からのアプローチ

1 接遇

Summary

接遇の「接」とはふれあうこと，「遇」とはもてなすことを意味している．看護にとっての「接遇」とは，「手当て」によるふれあいから，患者の自然治癒力を発揮できるようにもてなすことである

◉ふれあい

ケアを通した「体話」によるコミュニケーション

◉もてなし

自然治癒力を発揮できる環境提供

Essence ① ふれあい

接遇の第一歩は挨拶から始まる．挨拶するには相手に気づき意識する必要がある．相手を意識するには周囲への目配りができなければならない．つまり挨拶は常に相手を意識し，「見守っている」ということを相手に伝えることでもある．

また，看護・介護者はふれあいの中で相手の反応を感じ取りケアすることが必要である．例えば，汚れているおむつを交換する際に排泄物の処理を行うという行為だけを考え行ったならば，相手はどのような感情になるか想像してほしい．私たちのケアは，その行為を通し生きる活力を生み出すものでなければならない．たとえ意識がない状態であっても「ケア」というふれあいの中で私たちと相手の五感による「体話」をしている．人は自分一人では自分自身を感じることができない．相手の態度で自分を感じるものである．私たちの尊厳あるケアは相手の生きる活力を生み出すものとなる．

Essence ② もてなし

摂食嚥下障害者に対する「もてなし」とは，単に安全に食事を介助するということだけではない．病気や障害により今までの食べ方では安全な経口摂取が困難となった相手に対し，安全な食べ方をすすめながら元気になるためのサポートを行うことを誓う，それらの本気の行動が相手に対する自然治癒力を発揮するために必要なもてなしである．

演習 26

80 歳代，男性．3 回目の脳梗塞(左右に小さな梗塞)．

食事中, 口に溜め込んだままいつまでも噛んでいて食事時間が長くなり，摂取量も低下したことから体重低下となった．

すりつぶすことのできる歯は残っている．呂律緩慢と流涎がある．

現在の食事姿勢：スタンダード車椅子でしっかりとした座位姿勢．

食事形態：主食は軟飯，副食は軟菜，水分とろみなし．

嚥下内視鏡検査では咽頭機能に大きな問題はない．

今後の対応をどう考えるか．

Answer 私たちの対応

第一に考えることは必要な栄養を安全に摂取できるようサポートすることである．

この症例の一番の問題は，咀嚼時に必要な舌運動の低下と予測する．嚥下内視鏡(VE)検査でも咀嚼が必要な食材を検査してみたところ，咀嚼様の顎の上下運動は見られるものの，やっと咽頭へ流れてきた食塊はほとんど咀嚼できていない形で流れている．ペースト状のものは口腔内へ介助するとすぐに飲み込めている．

以上のことから，食材をペースト状へ統一し，必要量を短時間で摂取できることを本人・家族へ説明する．

〈本人への説明〉

① 噛める歯が残っていることをほめる.

② 現状の問題点を説明：噛むために必要な舌の動きが低下していること.

③ 問題解決の提示：安全に沢山の食事を摂取することで栄養改善し，筋力がアップすれば噛む物も食べられるようになる．沢山喋ったり，歌ったり，体を動かすことも指導.

〈家族への説明〉

① 安全対策を説明し，ペースト食の作り方を指導.

② 自宅以外で食事を摂取することがあれば，自宅や施設への訪問指導も視野に入れて説明する．利用する介護サービス・施設への情報伝達.

③ 肺炎予防のために口腔ケアの説明.

④ 発熱・食事量の低下など，体調変化があったらすぐに連絡することを説明.

障害への対応は薬で治るものではない．介護する者たちが障害と安全対策について納得し続けて実施できるよう，心理的サポートも含めて指導することが重要となる.

看護師は本人・家族の思いを傾聴しつつ，共に治療していくという態度を示すことで本人・家族の安心感につなげられる.

（福村弘子）

Chapter Ⅵ 多職種からのアプローチ

2 介助の基礎

Summary

◉検査介助

検査への不安や緊張をやわらげ，日常に近い状態で検査を受けられるように援助する

◉姿勢保持介助

安全な食事摂取には安楽な姿勢保持が必要である

◉食事介助

食べられない原因を探り，必要量の栄養を摂取できるように援助する

Essence ① 検査介助

嚥下内視鏡(VE)検査

・嚥下内視鏡検査では患者側の協力が必要である．そのため痛みの少ない検査技術と，患者に安心感を与えるような介助する側のコミュニケーション能力が求められる．

・検査介助者の第一の役割は安全な検査実施へのサポートと，患者の摂食嚥下機能状態を普段通り再現できるようにすることである．

・検査前の説明は患者の不安や恐怖を軽減できるようにすることが重要である．

・看護師は検査に参加し，画像を供覧しながら現状の摂食嚥下機能状態を把握し，今後の変化についていち早く対応できるようにすることが必要である．

1. 検査前説明

(1) 自分の視線の高さが対象者より低くなるよう体勢をとる．

(2) 挨拶をする(特に認知低下のある患者の場合，丁寧に行う)．

(3) 検査の必要性について説明

(4) 検査方法の説明

・喉頭ファイバーを見せながら，どんな物がどの程度挿入されるのかを説明.

・挿入中の違和感について説明し，協力をお願いする.

(5) 喉頭ファイバー挿入中の説明

・検査中は鼻呼吸を行い，頭を動かさないように説明.

・ファイバーを挿入した状態で食べ物を食べることを説明.

2. 検査中の介助

(1) 検査中はファイバーから逃げるような動きにより後屈になりやすい. 頸部の角度変化で検査結果に違いが生じるため，検査中は画像だけに目を向けるのではなく，患者の姿勢や頸部角度の崩れに注意する.

(2) 頭を支える際には介助者の支える接地面積を広くすることで対象者の違和感を軽減する.

(3) 両側から頭を押さえるだけでは頸部の緊張につながる. 後方への動きを支えるために介助者の体幹で後頭部全体を支える(頭が支えられる車椅子を使用することも有効).

(4) 顔の左右への動きに対しては両側からそっと頭部の側面に手を添えて，いつでも支えられるように準備する.

(5) 検査中の進み具合を説明しつつ，対象者が検査に協力していることをほめたりしながら沈黙の時間を作らないようにする(沈黙の時間があるとファイバーが挿入されていることに集中してしまい，軽度の違和感でも反応してしまう).

(6) 検査食介助は患者の視線より下から介助を行う(頸部後屈予防).

(7) コップからの水分摂取時はファイバーに当たらないように，直径が小さく深さの浅いコップが使いやすい(例えば，お猪口のような物).

(8) 検査終了時には検査に協力してくれたことのお礼と労いの言葉をかける.

嚥下造影(VF)検査

嚥下造影検査では造影検査室という特殊な場所で検査を行うため，緊張感をやわらげるためのコミュニケーションが必要である．

検査中は介助する側の放射線被曝について注意する．

放射線被曝対策の基本：遮蔽・時間・距離の３つである．

Essence ② 姿勢保持介助

日常的に座位姿勢の観察を行い，全身が緊張なく安楽に座れているかを確認する．

安定した姿勢保持には，骨を通し効率よく床・座面・肘掛けなどに体の重みを伝えられているかを評価する．

前傾座位

しっかりとした前傾座位の姿勢を保つことで，重力ではなく本人の送り込みにより食塊が咽頭へ流れるため，咽頭での食塊の流れも安全になる（口腔期に問題の少ない場合に限る）．

しっかりとした前傾座位は体幹筋を必要とする．体幹筋が弱い場合，上半身の重みを肘で支えられるようテーブルの高さを調整する．

演習 27

右上下肢に不全麻痺があり，体幹が右に崩れた状態で車椅子へ座っていた．食事中の姿勢も右へ崩れた状態で食事をしている．

体幹の安定にはどんな工夫が必要か．

Answer 私たちの対応

体幹が左右，後方に崩れる原因を探る．

(1) 臀部全体で左右均等に座れているか．

(2) 骨盤は座面の奥深くに座れているか．

(3) 足底がしっかり床または車椅子のフットレストについているか．

(4) フットレストの高さは合っているか．

(5) 上半身の重みはどこで支えているか（足底・大腿後面・臀部全体・両

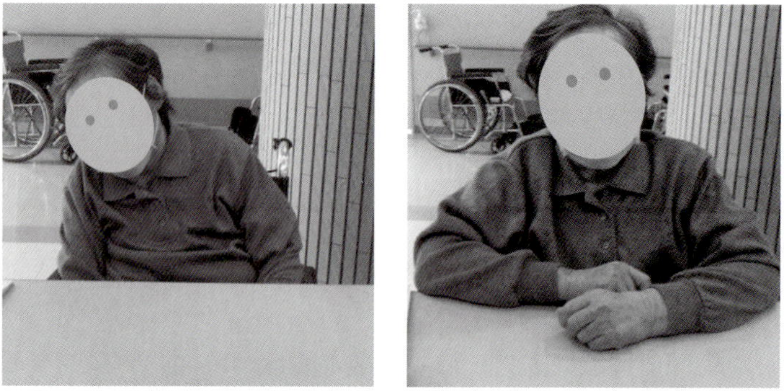

①姿勢が左右に崩れる場合　　②安定した姿勢

図 Ⅵ-1　姿勢が左右に崩れる場合の対策

肘など）.

（6）麻痺側の上肢は車椅子の肘掛けまたはテーブルの上にのっているか.

〈対　策〉

（1）姿勢が左右に崩れる場合（図 Ⅵ-1 ①）

骨盤を安定させたうえで，両上肢をテーブルの上にのせ，上半身の重みを上肢で支える（肘がテーブルから滑り落ちてしまう場合，肘の下に滑り止めシートやタオルなどを敷いて固定する）（図 Ⅵ-1 ②）.

（2）後方へ崩れる場合（図 Ⅵ-2 ①）

座面の奥深く（背もたれまで）に骨盤が入るように座り，臀部全体と大腿後面全体で上半身の重みを支えられように座る（図 Ⅵ-2 ②）.

・膝の位置が坐骨と水平の高さになるようにフットレストや椅子の高さを調節する．坐骨よりも膝が高くなると大腿部の重みが坐骨に流れて臀部の痛みにつながり，臀部を座面前方にずらし体幹が後方へ崩れることになる.

・足底がしっかり床につき体重を支えられるようにすることで姿勢が安定し，体幹のリラックスにつながる.

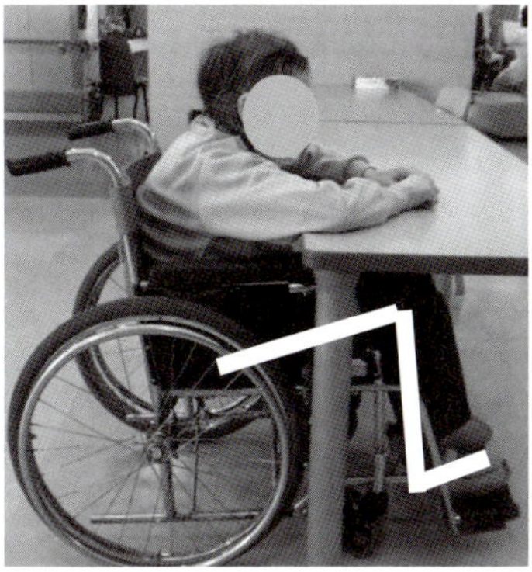

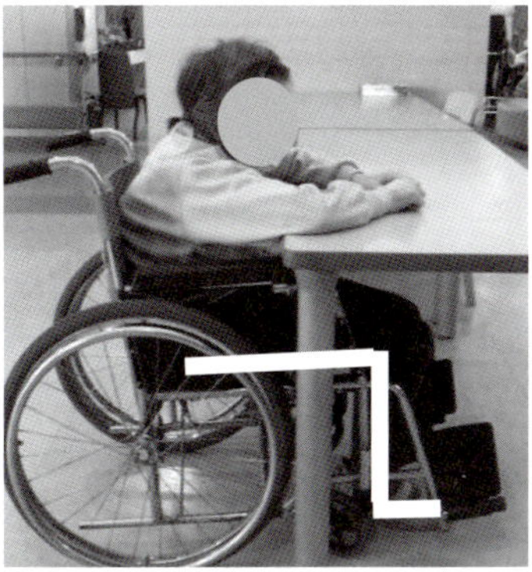

①車椅子で姿勢が後方へ崩れる場合，坐骨部より膝が高くならないようにフットレストを調整する．

②安定した姿勢

図 Ⅵ-2　姿勢が後方へ崩れる場合の対策

仰臥位

重度口腔期障害の場合に適応となる．上咽頭逆流がなければベッドの角度はフラットがよい．姿勢保持には頸部前屈を意識する．頸部前屈とは，胸郭に対して顎のラインが 90° 以下になるようにすることである（図Ⅵ-3）．

〈円背の場合〉

仰臥位の姿勢は背中側の接地面積が少なく不安定になりやすい．全身の緊張をやわらげる方法が必要．

演習 28

口腔期の問題があり，仰臥位による食事摂取が必要となった．しかし円背があり左右へ姿勢が崩れてしまう．口腔内（下になっている頬内側）に食塊が溜まったままで，なかなか咽頭への食塊移送ができず食事時間が長くなっている．

正中仰臥位を安楽に保持し，口腔内（頬内側）に食塊を溜めずに咽頭への食塊移送を助けるにはどうしたらよいのか．

a. 良い枕の当て方　後頸部から後頭部全体に枕を当てるようにする。

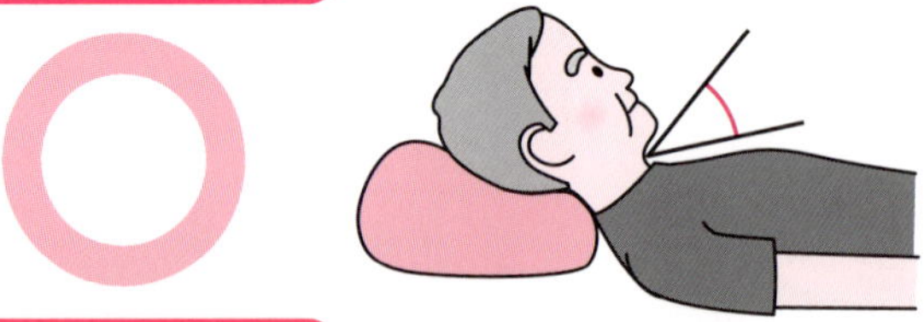

b. 悪い枕の当て方　後頸部よりも上に当ててしまうと、頸椎のみで頭部の重みを支えることとなり、緊張につながる。また、顎のラインを引きすぎて嚥下機能を妨げる。

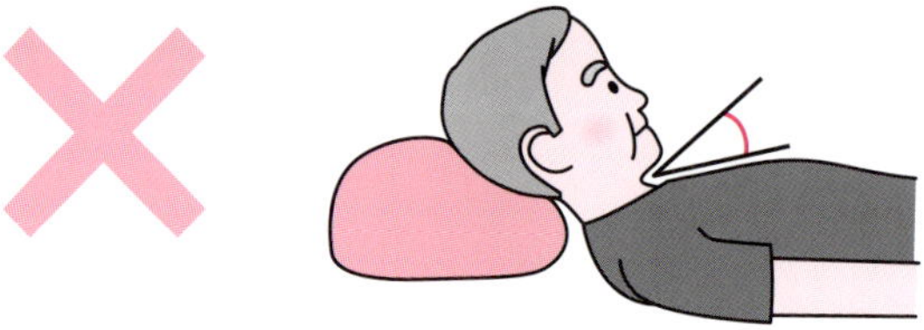

c. ベッドアップが必要な場合　図のように足底で全身の体重が支えられるように環境を整え、リラックスできるようにする。

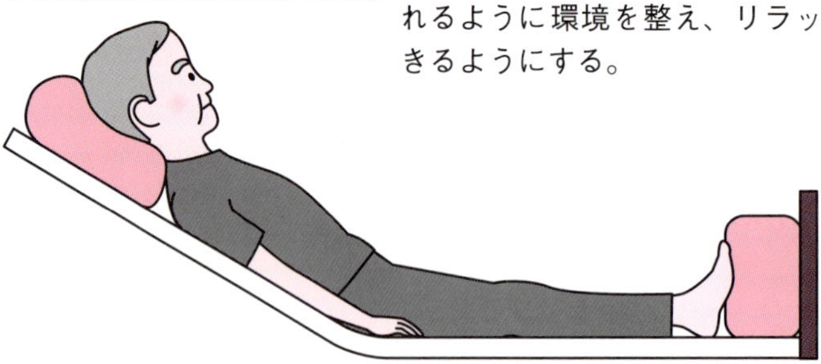

d. 膝が曲がっている場合　上半身の重みを骨盤で支えられるように、坐骨部までクッションを差し込んで使用する。

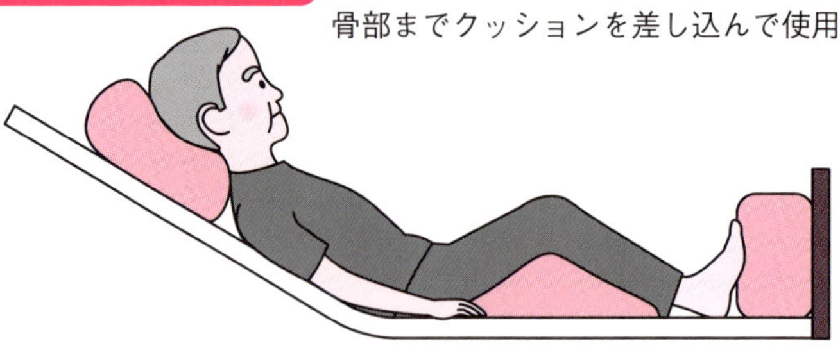

図 Ⅵ-3　仰臥位

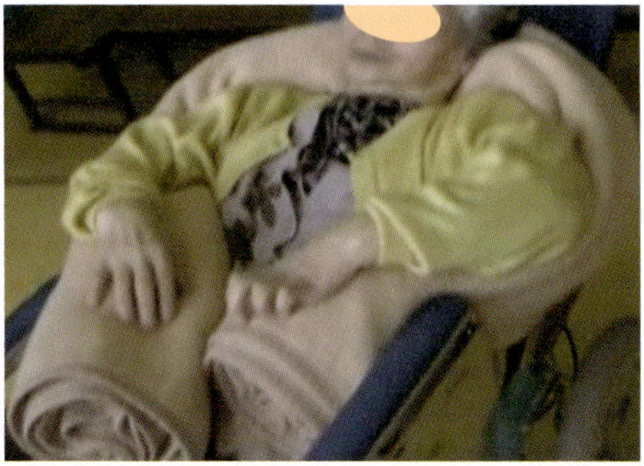

図 Ⅵ-4　頸部から肩・両上肢を毛布で保持した様子

Answer 私たちの対応

上半身を安定させるため，円背の程度に合わせ，毛布や掛け布団を縦に丸めて頸部・肩・両上肢の下に敷き詰める．頸部角度を確認しながらバスタオルなどで厚みを作り高さを調節する．

図Ⅵ-4のように頸部から肩・両上肢を毛布などで保持することで正中仰臥位を安楽に保持できる．顔面が正中に向くことで頬内側への食塊溜まりが少なく，舌の動きが低下していても重力を有効に利用し，咽頭への食塊移送を代償できる．

完全側臥位（図Ⅵ-5）

1. 定　義

左右どちらかの咽頭側面が真下になるようにコントロールされた姿勢．

中咽頭から下咽頭の食材の流れを，重力を利用し咽頭側壁に流すための姿勢である．

2. 姿勢保持ポイント

・咽頭側面が真下に保持できるようにすること．

・背中側へは崩れさせない．

・体全体が緊張せず安定して姿勢を保時するために，肩のラインと骨盤が底辺に対し垂直に保てるように整えること．

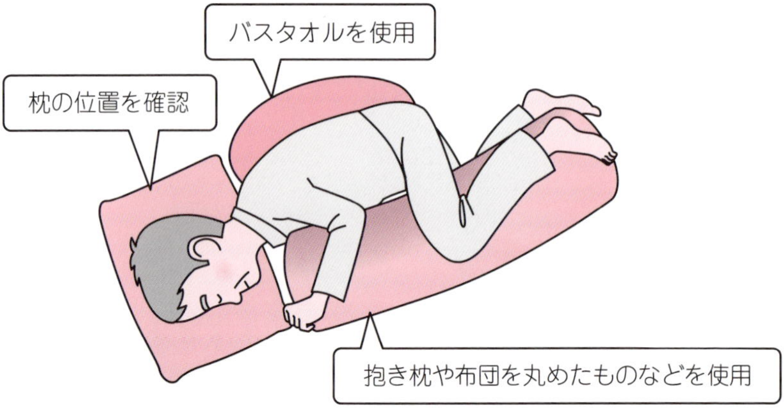

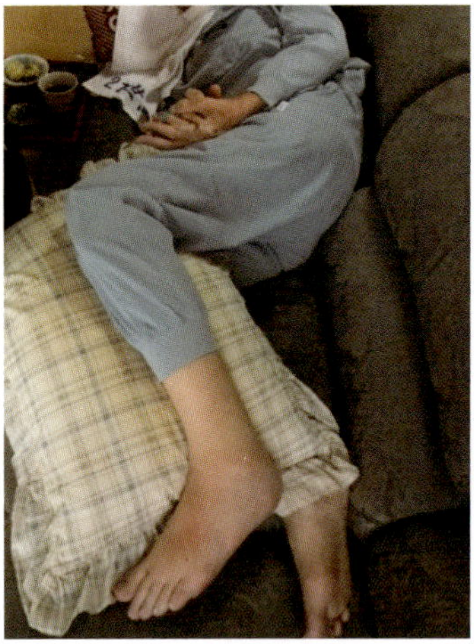

ソファーで完全側臥位

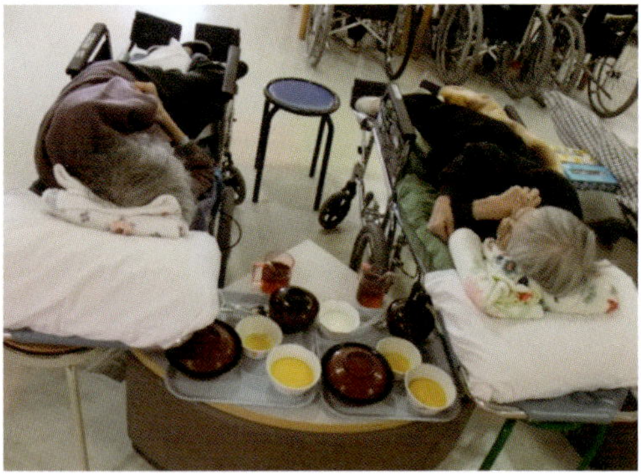

リクライニング車椅子乗車による完全側臥位

図 VI-5　完全側臥位

3. 肩のラインを垂直に保つポイント

- 厚手の低反発マット(8 cm 以上)を敷く.
- 完全側臥位の姿勢を整えた後，下になっている上肢を前に出し肩抜きをする(体幹の下に上肢が入ってしまうと肩の痛みにつながる).
- 背中側に崩れる場合はバスタオルやクッションを使用し，崩れないように保持する.

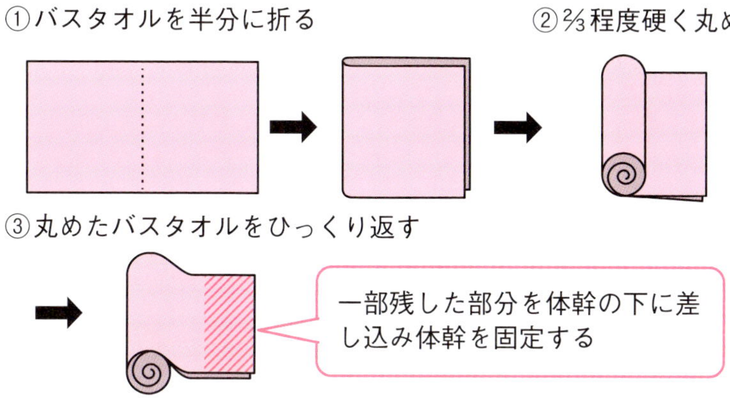

図 Ⅵ-6　バスタオル枕の作り方

・抱き枕などを抱いてもらうことで体幹の前側への崩れを予防し，全身リラックスできる．

4. 骨盤を垂直に保つポイント

・全身で「く」の字を描くように側臥位となる．
・両側膝は曲げる．その際に上になっている下肢を下の下肢よりも前に出すことで骨盤の後方への崩れを予防する．
・下肢筋力が低下していると，上になっている膝が同側の大転子部よりも低い位置になり下肢の重みで腰部が引っ張られ，腰部の緊張や股関節の痛みにつながる．それらを予防するためにも抱き枕を使用し，両下肢の間に入れるとよい．

5. 背中側への崩れ防止

・体幹の背中側の下に，丸めたバスタオルを敷き詰める（図Ⅵ-6）．

演習29

咽頭期に問題があり完全側臥位での摂取が必要となったが，食事を開始したところ，口腔に溜めたまま飲み込まない．

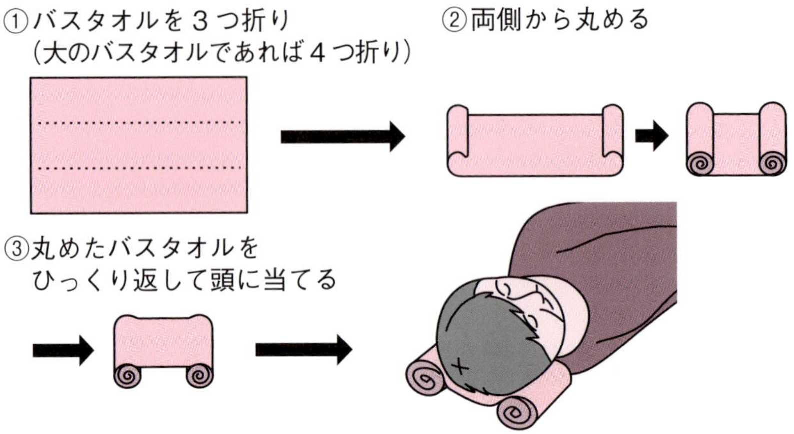

図 Ⅵ-7　頸部回旋保持方法

口腔期の問題があり，食塊の口腔内移送が困難な場合どうするか．

Answer　私たちの対応

体幹は完全側臥位のままで顔面を天井へ向ける（頸部回旋とする）．

頸部回旋とは，頸部前屈した状態から上になっている肩に顎を近づけるように頸部を回旋した状態である．その状態を保つための方法を図Ⅵ-7に示す．

Essence③　食事介助

摂食嚥下障害治療の基本は安全な経口摂取である．そのため３食経口摂取による栄養管理の場合，治療者は食事介助者であることを強く意識することが必要である．

食事介助者は個々の障害と，障害に対する安全対策について把握し，観察することを求められている．なぜなら人は毎日変化しているからである．その変化にすぐに対応し，新たな対策が必要なのかをチームで考え，情報を共有することが必要になる．

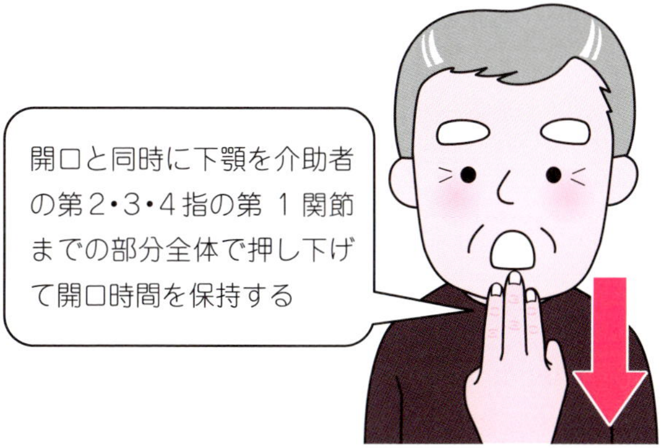
開口と同時に下顎を介助者の第2･3･4指の第 1 関節までの部分全体で押し下げて開口時間を保持する

図 Ⅵ-8　下顎押し下げ介助法

食事前評価と対策

1. 声質・呼吸音の評価

下咽頭や喉頭に唾液が貯留していると，ゴロゴロした呼吸や湿声が聞こえる．そのままで食事を摂取すると食塊が咽頭流入した場合，貯留していた唾液が溢れ出し喉頭侵入につながる．食べ始めはとろみ茶やとろみ水を飲み，貯留した唾液をクリアーしてから食事を開始するとよい．また，口腔・咽頭内の粘膜を潤す効果もあり，摂食嚥下運動をスムースにできる．

2. 口唇の開閉状態の評価

・開口できるがスプーン全体が口腔内へ取り込めるだけの開口と開口時間が不十分な場合，スプーン介助を可能にする方法として図Ⅵ-8 に示す「下顎押し下げ介助法」をすすめる．

・言葉によるコミュニケーションが困難または不十分な場合，スプーンで口唇を刺激してみる．それでも開口しない場合，介助者自身が開口する表情を見せ（ミラーニューロンへの刺激），開口を促してみる．それでも開口しない場合には「下口唇押し下げ介助法」を提案する（図Ⅵ-9）．
「下口唇押し下げ介助法」とは開口不十分な口唇を介助者の指で介助することである．

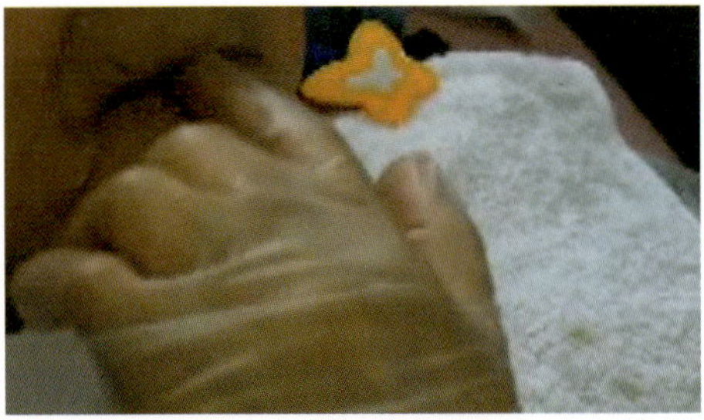

①介助者の指と，対象者の口唇を水で濡らし滑りやすくする．

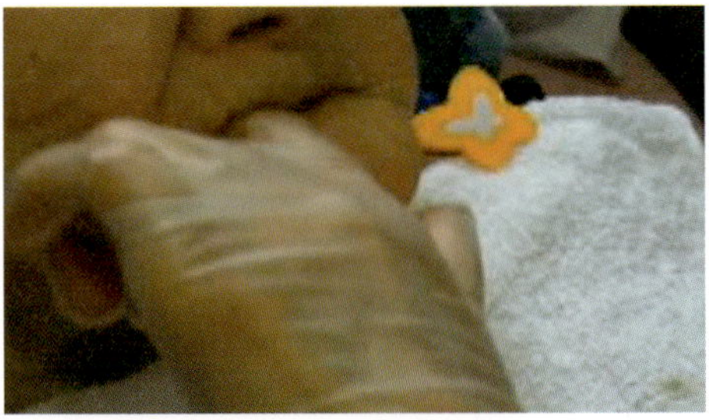

②口唇閉鎖力が低い口角から指を挿入する．

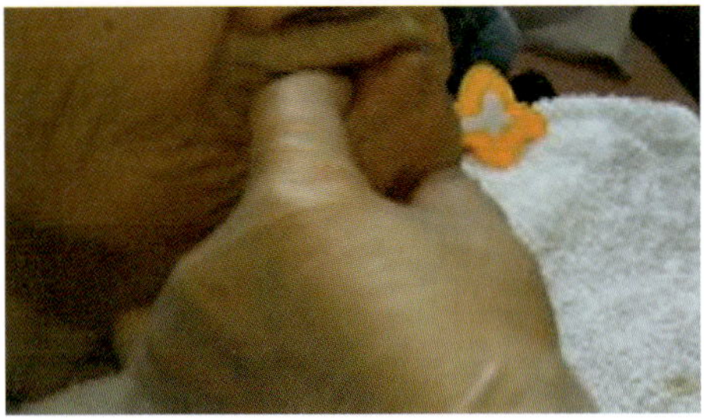

③挿入した指先の向きを下口唇の中央に向ける．

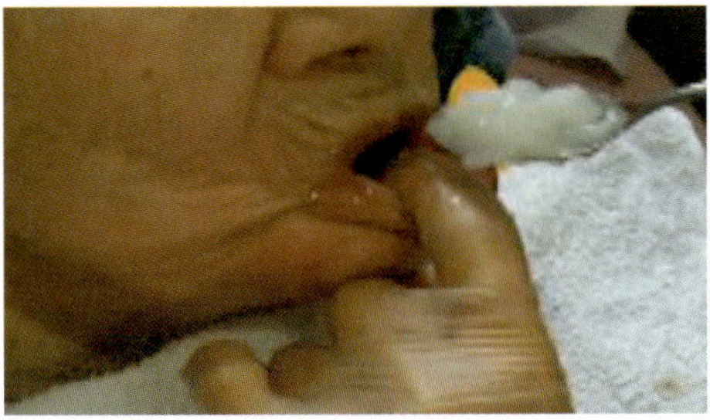

④指全体で下口唇を下げる（触れている範囲が少ないと痛みを感じる）．

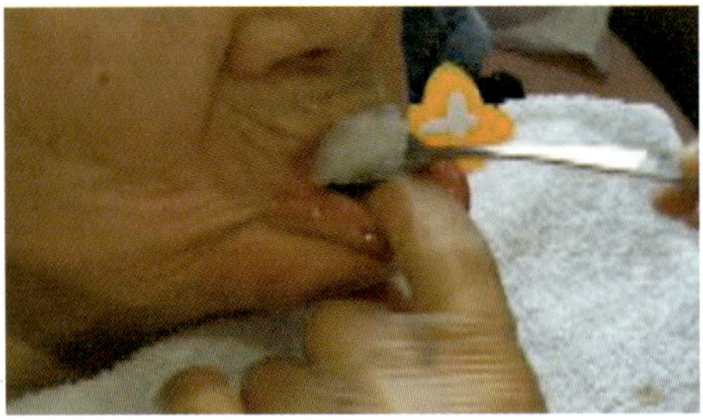

⑤食物を介助するスプーンは指の上を滑らせるように挿入する．

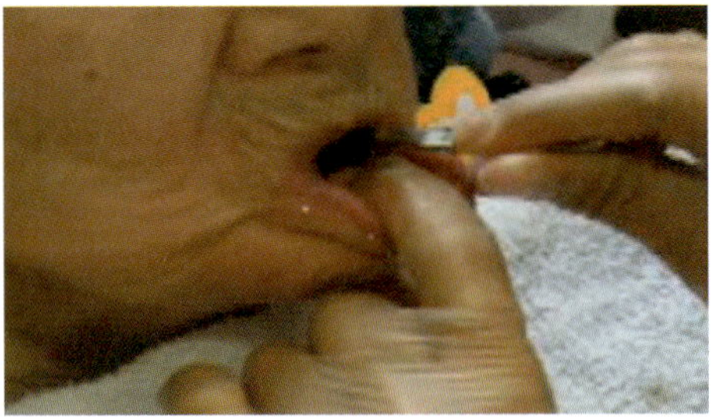

⑥食物を舌中央へ乗るように介助し，スプーンで舌を軽く押す（食物を知覚しやすくするため）．

図 Ⅵ-9　下口唇押し下げ介助法

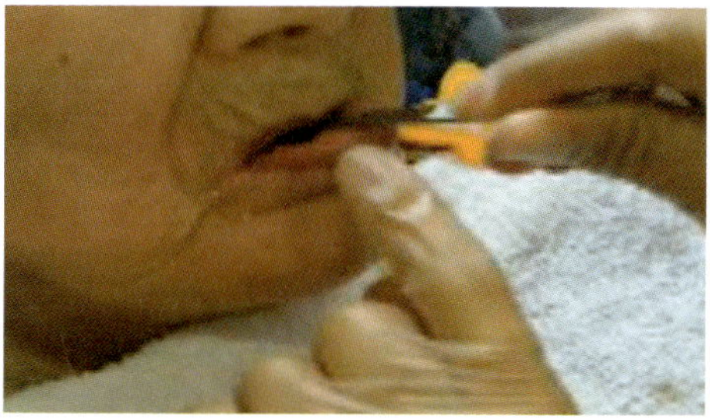

⑦食物を介助できたらすぐに指を抜く.

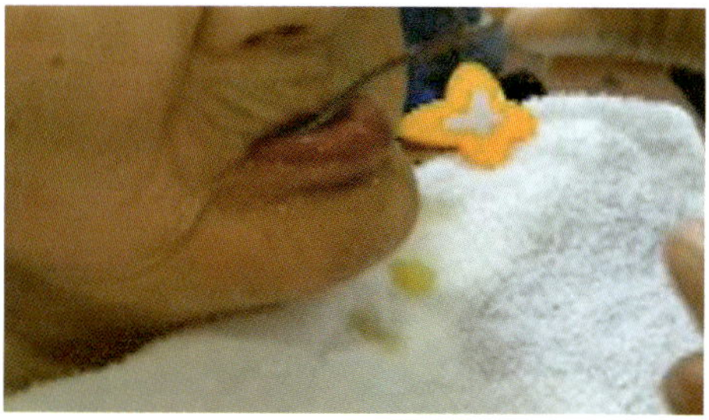

⑧スプーンは上唇で食物をそぎ取りやすいように
やや上方へ抜く.

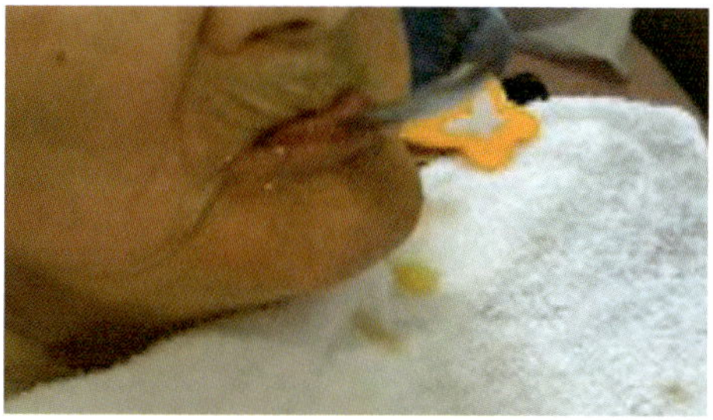

⑨嚥下の様子を確認しつつ次の食物を準備し
リズミカルに介助する.

図 Ⅵ-9　下口唇押し下げ介助法(つづき)

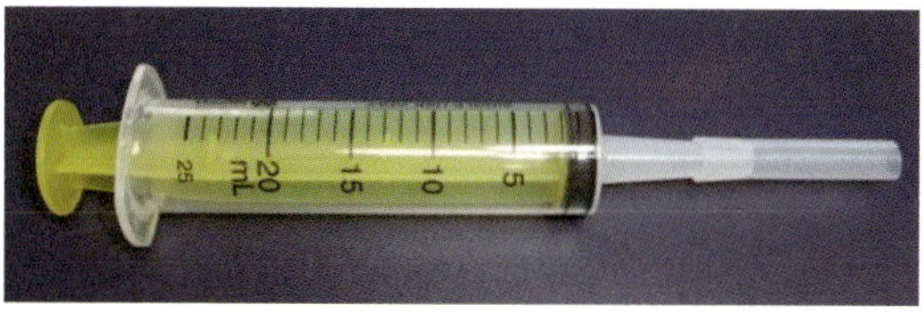

図 Ⅵ-10　カテーテルの先端に取り付けられたシリコンチューブ

・開口介助が難しい場合，カテーテルチップによる食事介助をすすめる．カテーテルの先端にシリコンチューブを取り付け(図Ⅵ-10)，口唇や口腔内への刺激を低下させると，利点として「開口困難でも口腔内への食事介助が行える，一口量の統一ができる」ことが挙げられる．
・口唇閉鎖が不十分な場合，「閉口介助」を行う．

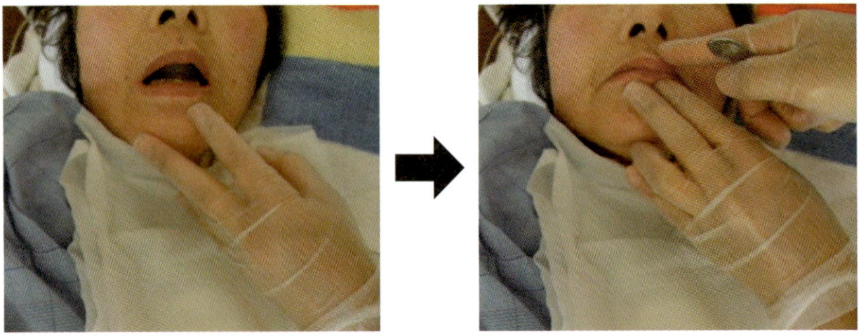

①開口状態　　　　　　　　②口唇の閉鎖介助

図 Ⅵ-11　閉口介助

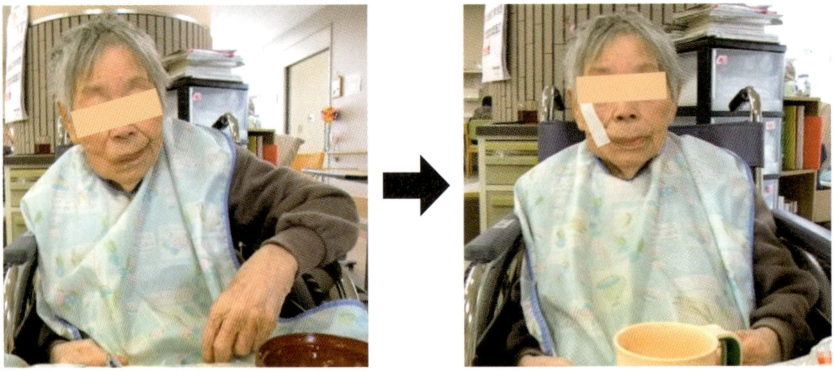

①口唇閉鎖が不十分な様子　　　　　　　　②麻痺側の口唇をテープで上方に固定

図 Ⅵ-12　テープによる口唇の固定

開口状態（図Ⅵ-11 ①）では嚥下時の口腔内圧力が口唇から外に抜けてしまい，口腔内の食塊移送が不十分となる．図Ⅵ-11 ② のように口唇の閉鎖介助を行い，口腔から咽頭への嚥下圧を高める．

・顔面麻痺がある場合，口唇閉鎖が不十分となり，食材がこぼれてしまうことがある（図Ⅵ-12 ①）．こぼれ予防には麻痺側の口唇をテープなどで上方へ固定する（図Ⅵ-12 ②）．更に，食形態をペースト状とし，水分形態も強いとろみにすることで張り付きを高め，こぼれにくくなる．

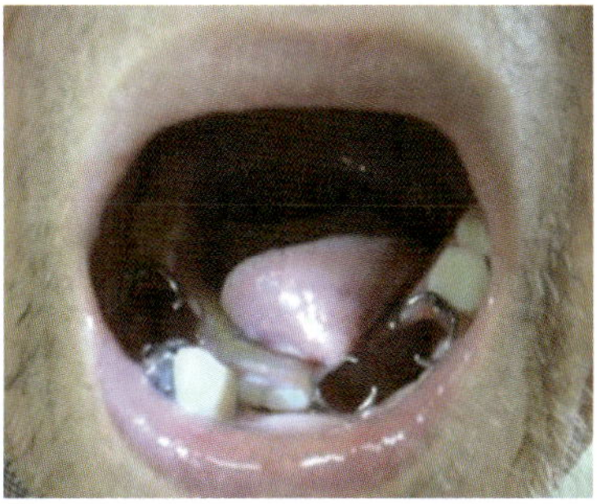

図 Ⅵ-13
スクラプが舌に刺さった状態

3. 咀嚼状態の評価

咀嚼時に問題となる歯の問題と舌運動の問題の 2 つを評価する.

1) 歯の評価

〈残歯評価〉

・動揺の有無
・歯肉の腫脹や発赤の有無
・歯垢や食材の張り付きの有無

〈義歯の評価〉

・開口時や会話中に義歯が外れたりずれたりしないかを確認
・部分義歯の場合, 固定している歯の状態の確認が必要
固定する歯が抜けた状態で使用していると図 Ⅵ-13 のような状態が起こる. 口腔内の問題は歯科受診をすすめる.

2) 舌運動低下の評価

・咀嚼時間の延長の有無
・食材の口腔内への溜め込みの有無
・口腔内の唾液貯留や流涎の有無
・重度の呂律緩慢の有無

以上の症状がある場合は, 咀嚼時のスパイラルな舌の動きの低下, 食塊の咽頭への口腔移送低下(後方への波打つような動き)が考えられる.

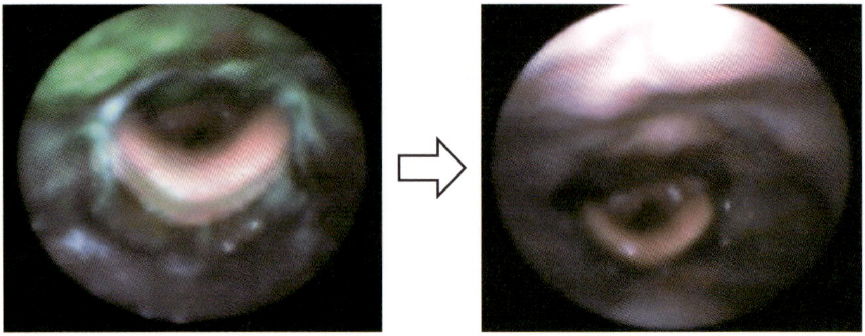

①食直後残留　　②水とろみ摂取後

図 Ⅵ-14　フィニッシュ嚥下

〈対　策〉

① **食形態の変更**：主食・副食すべてをペースト食に変更(すでに咀嚼が済んでいる状態の形態)

② **姿勢の変更**

・食事摂取に1時間以上かかってしまう場合，咽頭機能に大きな問題がなければ体幹角度をフラットの仰臥位とし，重力を利用し口腔内の食塊移送を助ける．

・仰臥位にすると液状物は重力の関係で流れが予想以上に速くなるため，座位時よりも濃いとろみとする．

・仰臥位時は頸部角度に注意し，前屈を保持する．

食時終了時には時間を置かず必ずフィニッシュ嚥下を行う．フィニッシュ嚥下をすることで食後すぐに姿勢変更してよい．

〈フィニッシュ嚥下〉

定義：咽頭残留物を誤嚥しても問題の少ない水やお茶(とろみが必要な場合は使用する)へ置き換える(図Ⅵ-14)．

演習30

食事介助時にスプーンが口唇に触れたと同時に口を閉じてしまう．食材を口腔内へ入れる介助をすることができない．患者は言葉によるコミュニケーションが困難であり，介助者は食べたくないと判断して食事介助を中止した．

今の状態をどのように評価し対策はどうするか．

Answer 私たちの対応

口腔内に問題がないか確認し，「開口介助」で食事を介助してみて吐き出したりしないか確認する．

「開口介助」で嚥下するならば食べたくないのではなく，食べたいが開口がうまくできない状態と判断し,「開口介助法」を使って食事介助を続ける．

「開口介助」でも嚥下しない場合，スプーンで舌背を軽く押して刺激し，口腔内の知覚を高めてみる．

歩行障害の人に杖や車椅子を使用し転倒せずに移動してもらえるよう対策を立てることと同じように，嚥下障害に関しても誤嚥や窒息を予防し，栄養をしっかり摂れることを目指し，様々な方法を検討することが必要である．

（福村弘子）

3 IOE法(間歇的口腔食道経管栄養法)

Summary

◉侵襲の少ない栄養管理方法

経口摂取による栄養管理が一時的に困難な場合や摂取量が不十分な場合，食事毎に口からチューブを挿入し，栄養を注入する方法である

◉ストレスの少ない手技

食事毎に口からチューブを咽頭から食道へと挿入するため，チューブによる咽頭通過ストレスの軽減が重要となる

Essence ① 侵襲の少ない栄養管理方法

食事毎に口からチューブを挿入し，チューブの先端を食道下部へ留置する．短時間で必要栄養と水分が注入できる．注入終了後はチューブを抜去する．

チューブの挿入長さの決定は，透視下で胃までの長さと食道下部の長さによって決定する．

手術などの侵襲はなく，栄養剤の注入は生理的食塊の流れに近づくため，胃食道逆流・下痢も少ない．チューブ挿入に伴うチューブを飲むという動きは，間接的嚥下訓練としての意味もある．注入以外はチューブを留置することもなく美容的にも優れている．

食事毎にチューブを口から挿入する必要があり，違和感の少ない手技が必要である(認知のよい方であれば自分で挿入することも可能)．最初はチューブによる刺激を感じるが，2～3日で慣れてくる．

Essence ② ストレスの少ない手技

チューブのサイズは胃管チューブ18 Fr(太いチューブのほうがコシが

あり挿入しやすい)．口腔内の汚染物を咽頭内へ移送させないために口腔ケアを実施する．

挿入手順

① チューブを氷水に浸す．

目　的：

・チューブのコシを強くする．

・咽頭での知覚を高める．

・濡らすことで滑りやすくし，粘膜への刺激を少なくする．

② 咽頭に貯留している唾液を喀出させる．

目　的：

・咽頭に唾液が貯留しているとチューブ挿入により咽頭から唾液があふれ出し，喉頭に侵入することでむせてしまいチューブが挿入しにくくなる．

③ 頸部を前屈に保ち，挿入する側と反対側に頸部回旋をする．

目　的：

・頸部前屈することにより舌骨筋が引っ張られ，食道入口部を開きやすくする．

・チューブを挿入する側と反対側に頸部を回旋することで，喉頭蓋が中

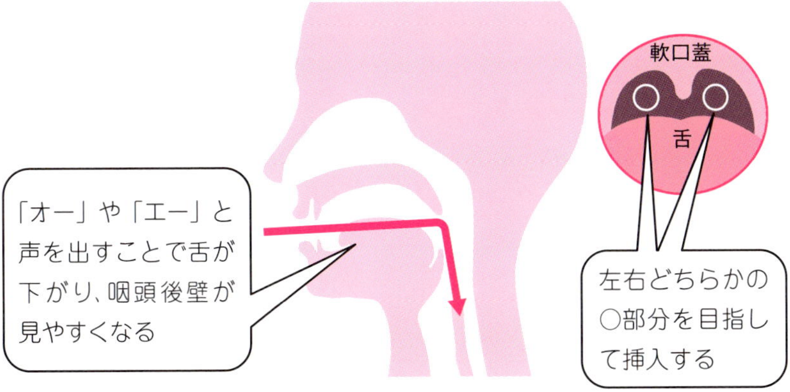

図 Ⅵ-15　チューブ挿入のコツ

央よりも回旋側に挙上し，チューブ挿入時の喉頭蓋の刺激を低下させられる.
・挿入側の咽頭内腔が広がりチューブ挿入ルートが確保できる.

④ チューブ挿入時には「オー」または「エー」と声を出してもらう.
目　的：奥舌により口腔内腔と咽頭内腔のブロックを外すことができ，チューブを挿入しやすくする(図Ⅵ-15).

⑤ チューブ挿入時は奥舌の上を滑らせるように挿入し，咽頭後壁や側壁にチューブが触れないように挿入する(図Ⅵ-15 の○印あたりを目指す).
目　的：粘膜へのチューブによる刺激を少なくすることで，むせを誘発させない.

⑥ チューブが下咽頭に到達すると抵抗を感じる(口唇より 10 cm 程度挿入したあたり). 嚥下を促しつつチューブをゆっくりと挿入し，嚥下反射時は速やかに挿入する.
目　的：嚥下を促すことで食道入口部が開きチューブが挿入しやすくなる(指示が入らない場合は嚥下を促さなくても挿入する).

⑦ チューブの先端が胃まで挿入されたことの確認.
目　的：誤挿入予防
・前もって X 線像で確認した長さまで挿入する.
・再度口腔内にループしていないかを確認.
・チューブから 10 ml 程度の空気をカテーテルチップで一気に注入し，胃内でのエアー音を確認する.
・胃液の逆流の確認.
・食道下部までの長さまでチューブを抜く.
・チューブが抜け出さないように頬にテープで固定し耳介へループさせる.

⑧ ガーゼの一部を口腔内へ保持する.
目　的：むせ予防
・チューブや注入物の刺激により唾液は増える. そのため口腔内にガーゼを保持し，唾液を吸収させる.
・ガーゼによる窒息を避けるためにガーゼの一部は口唇から外へ出し固

定する．

⑨ 注入後はチューブ内に注入物が残らないようにする．

目　的：チューブを抜く際にチューブ内の栄養剤の咽頭でのこぼれ予防

・注入の最後はチューブの注入口を咽頭より高い位置まで挙上し，チューブ内に栄養剤が残らないようにする．

・注入物が固形化のものであればチューブ内に栄養剤が残らないように最後にエアーを入れる．同時に口腔内のガーゼも除去する．

⑩ 注入終了後は 30 分以上臥床しない．できれば歩行するとよい．

（福村弘子）

Chapter Ⅵ 多職種からのアプローチ

4 持続唾液誤嚥の軽減

Summary

◉体位ドレナージ

臥床時の持続唾液誤嚥を軽減できる姿勢

Essence 体位ドレナージ

唾液は体温と同じでダラダラと咽頭へ流れるため咽頭知覚が低下していると気づきにくく誤嚥する．特に臥床時や睡眠時に増える．口腔内の唾液を咽頭へ流れ込ませない姿勢を保持する．

演習31

患者は臥床しているとゴロゴロとした呼吸になるため吸引で対応していた．しかし，吸引後5分も経たないうちにまたゴロゴロとした呼吸になってしまう．吸引物の色は透明だったり，白い泡状であった．吸引の際はとても苦しそうな表情をしている．

吸引を続ける必要はあるか．

Answer 私たちの対応

吸引物の色が透明や白い泡状であれば唾液と考えて，姿勢によって唾液誤嚥の軽減を目指す．嚥下障害者に対する咽頭への吸引は，チューブの刺激による咽頭・喉頭の炎症で咽頭・喉頭知覚低下の増悪と咽頭収縮力の低下・喉頭麻痺などを引き起こし，嚥下障害を悪化させてしまう．唾液は1

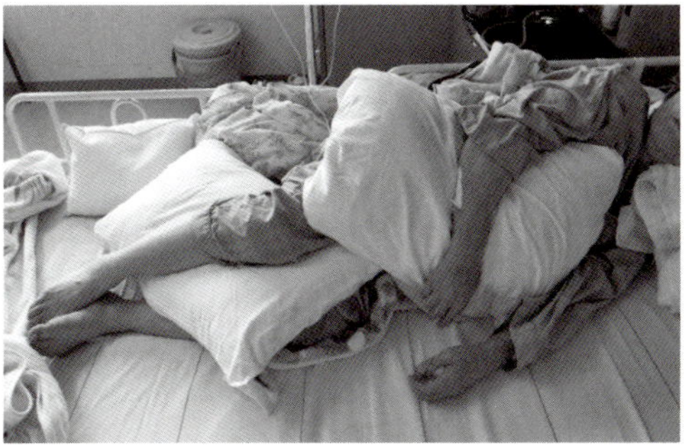

図 Ⅵ-16　回復体位

分間に約 1 cc 分泌し口腔や咽頭を潤している．そのため吸引での対応ではゴロゴロとした呼吸をなくすことは困難である．

持続唾液誤嚥は口腔内から分泌する唾液を咽頭へ流れ込ませない姿勢を保持することで軽減できる．図Ⅵ-16 の回復体位である．この姿勢を保持し顔を下に向けて臥床することで，持続唾液誤嚥を減らし吸引の必要性がなくなる．口腔内に溜まった唾液を喀出できない場合は，口腔内の吸引で対応する．

おわりに

看護師が常に意識することは，目の前の業務をこなすことではなく一つひとつのケアについて，なぜ必要なのか，何を目的として行っているのかを理解し看護することである．また，看護師の役割は対象となる本人とその家族の健やかな生活環境を整えることである．環境を整えるにはチーム連携が必要であり，連携をスムースにするには看護師の「目配り」，「気配り」が重要となる．

（福村弘子）

Chapter Ⅵ 多職種からのアプローチ

5 嚥下関連トレーニングの基礎

Summary

◉概要

嚥下関連のトレーニングを効率よく行うための基礎をおさえる

- 適切な強度・回数・頻度・時間・期間
- 等張性運動と等尺性運動を使い分ける
- 嚥下関連筋群の筋力・筋量を拡大する

Essence ① 訓練の前に

間接的嚥下訓練をする際は，適切な負荷（強度）・回数・頻度（週の訓練ペース）・持続時間・期間を考慮し，行うことが必要である．また本人の体力や年齢・病状など，そのときの状態に合わせて訓練プランを変更する必要がある．筋力トレーニングも含めた運動療法には様々な理論があるが，ここでは摂食嚥下機能が低下している場合に行うトレーニングについて述べる．

Essence ② 運動

嚥下関連筋群の麻痺や体力・認知面などの低下によって強い負荷をかけることが困難な場合があるため，患者の状態に合わせた適切な運動を行う必要がある．運動の方法として，① 他動運動（筋収縮がみられない場合，他動的に動かす），② 自動介助運動（筋収縮がわずかにみられる場合，自発的な筋収縮を促しながら運動を援助する），③ 自動運動（患者自ら運動を行わせる），④ 抵抗運動（等張性・等尺性運動を行わせる）がある．他動運動・自動介助運動・自動運動では，患者本人に最大限の運動努力を意識させるように促す．

表 Ⅵ-1　期待するトレーニング効果と最大反復回数と負荷量

効果	RM の目安	負荷量
筋力増強	1〜4 RM	最大筋力の 90%以上
筋肥大・筋力強化	5〜18 RM	最大筋力の 65〜90%
筋持久力	18 RM 以上	最大筋力の 65%以上

嚥下関連筋群を鍛えるための抵抗運動には，大きく分けて等張性運動と等尺性運動の 2 つがある．

等張性運動のほうが広い可動域での筋力改善を期待でき，心疾患や呼吸器疾患などにより運動制限が認められる場合でも，負荷を適切に調節すればプログラムを立案しやすい．しかし上肢や下肢のトレーニングとは異なり，理想的な負荷をかけながら実施することが難しい場合がある．

等尺性運動は心疾患や呼吸器疾患などにより運動制限がある場合は控えたいが，間接的嚥下訓練等のトレーニングでは正しい訓練方法を選択すれば，実施者も理解しやすく実施しやすい．

1. 等張性運動と等尺性運動

等張性運動：器具や徒手的に抵抗を加えながら行うなど，可動域全般の筋を収縮・伸展しながら負荷をかける方法である. 例えば適度な重さのバーベルを上げ下げするなど, 筋力向上・筋の持続力向上を目的とする．トレーニングとして有効であるが，適切な負荷を与えないと期待する効果が得られないことがある．指標となる考え方に反復可能最大重量(repetition maximum；RM)がある．例えば本人の最大の筋力で運動を行い，ようやく 1 反復できることを 1 RM と言い, ようやく 10 回反復できるのが 10 RM である．具体的な例を表Ⅵ-1 に示す．

等尺性運動：関節や筋を一定の状態で動かさず，一定の負荷を静的に行う方法である．筋の萎縮を防ぐとともに筋力の改善を目的とする．例えば上肢の関節をある角度で固定し，目的の筋肉を収縮させる．これを繰り返し行うことで効率的な筋力改善が見込まれる．高齢者にも比較的安全で，特別な機器も使用しないことが多いため間接的嚥下訓練に取り入れやすい．筋力増強を目的とする場合の目安を表Ⅵ-2 に示す．

表 Ⅵ-2　強度と収縮時間

最大筋力に対しての強度	行うべき筋収縮時間
40～50%	15～20 秒
60～70%	6～10 秒
80～90%	4～6 秒
100%	2～3 秒

Essence ③ トレーニング

何を目的にするかにより負荷量を変えていく．予防的なのか，改善を目指すのか，などにより負荷量は変化していく．いずれにしろ短期間での効果は出にくいことが多く，継続的に行うことが必要である．

以下に目的別のトレーニングを紹介する．

1. 筋力を中心に増強する

筋力増強を目的とする際の適切な負荷量は，最大筋力の 90%以上である．筋肉の肥大と筋力強化を目的とするのであれば本人の筋力の 65～90%が望ましい．これは 5～18 RM の負荷量である．負荷量が大きければ筋力もつきやすいが，逆に関節の損傷や心疾患リスクも伴うので注意をしたい．等尺性運動では最大筋力の 60～70%の強度で 6～10 秒の筋収縮時間を目安とする．

2. 持久力・筋力を増強する

食事を摂取する際に筋力は問題ないが，疲れやすい・食事のペースが徐々に低下するなど持久力が低下している場合がある．この場合は本人が目的とする筋肉の運動 15～20 回を，全力でようやくできる程度の負荷で行う（18 RM 以上）．

3. 筋力を維持する

現状の筋力の維持を目指すのであれば，運動を 20 回以上反復できるような低負荷で行う．これは本人の最大筋力の 30%程度の負荷量である．

＜回数・頻度・期間＞

嚥下関連筋群の筋は比較的小さく回復が早いことから，頻度は比較的高くてもよいと考えられている．改善を期待するのであれば，目的の運動を1日3セット，1セットあたり3～10回，週に3回以上は行う．しかし嚥下障害者の身体的・認知・意欲などを考慮したときに理想どおりの運動をすることは難しいことも少なくない．その場合は運動の原則を意識しながらも，トレーニングをできる範囲で継続していくことが重要である．

＜実際の訓練場面では＞

効率的なトレーニングを行うためには嚥下障害者の機能を正確に把握することが必要である．しかし嚥下筋関連筋群に対し，上記のような原則で負荷をかけようと思い，患者本人に効率的な運動プログラムを実施しようとしてもどのくらいの負荷をかければよいのか判断に悩むことがあるだろう．その場合は，低負荷でも継続的に行うことが必要である．高齢者などのトレーニングは強い負荷をかけることにより循環器や筋や関節の損傷などのリスクがあるため，安全性を優先し最大筋力の50％から始めてもよい．

（田口　充）

文　献

1）日本摂食嚥下リハビリテーション学会医療検討委員会：訓練法のまとめ（2014版）．日摂食嚥下リハ会誌，**18（1）**：55-89，2014．

2）日本摂食・嚥下リハビリテーション学会ほか（編）：日本摂食・嚥下リハビリテーション学会 e-ラーニング対応 第4分野 摂食・嚥下リハビリテーションの介入 Ⅰ口腔ケア・間接訓練，54-127，医歯薬出版，2011．

3）石井直方：トレーニングをする前に読む本，172，講談社，2012．

4）市橋則明（編）：運動療法学―障害別アプローチの理論と実際，文光堂，2014．

Chapter Ⅵ 多職種からのアプローチ

6 間接的嚥下訓練の工夫

Summary

◉概要

嚥下障害治療の一環として嚥下関連筋群の強化を行う間接的嚥下訓練を行うことにより，効率的な改善が望める

◉対象

ほぼすべての嚥下障害者

◉間接的嚥下訓練のポイント

- 間接的嚥下訓練のみでの改善は望めない．直接的嚥下訓練や全身管理も行う
- 適切な負荷量で行わなければ効果は認められない

Essence ① 直接的嚥下訓練と間接的嚥下訓練

嚥下障害治療を行う際には，全身管理も含めた評価，食事姿勢や食物形態の設定，経口摂取など，綿密な治療計画を立てなければならない．治療を効率よく進めるためには嚥下のメカニズムを熟知したうえで，嚥下筋群の強化や協調性の改善を目指し，適切な訓練を行う必要がある．

訓練は大きく 2 つに分けて直接的嚥下訓練と間接的嚥下訓練がある（図Ⅵ-17）．

直接的嚥下訓練とは，経口から食物や水分を摂取する実践的なトレーニングである．3 食の食事摂取を直接的嚥下訓練と考えてもよい．もちろん誤嚥や窒息などのリスクを念頭に置きつつ，残存している嚥下能力を最大限に考慮し，食事や姿勢を調節していかなければならない．

一方，間接的嚥下訓練とは，経口摂取する際に問題となる部分を食物を使わず集中的にトレーニングすることであり，誤嚥や窒息のリスクは低い．

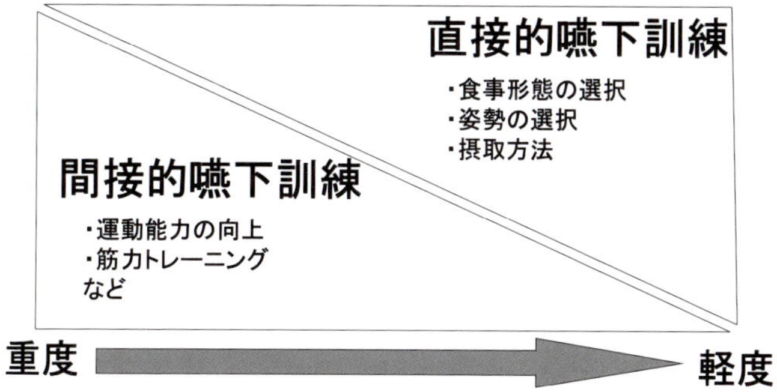

図 Ⅵ-17　摂食嚥下リハビリテーションの流れ

積極的な嚥下治療を行う際にはぜひとも取り入れていくべきであり，常に嚥下に直結することを意識しながら行うことが大切である．直接的嚥下訓練と間接的嚥下訓練を同時に行うことによって治療効果は上がり，治療期間も短縮できる．患者の状態や環境によっては訓練回数や頻度，負荷量を最も効果的に行うことは難しいこともあるが，少しずつでも継続していくようにする．

Essence② 間接的嚥下訓練の意義

間接的嚥下訓練も治療の一環であり，経口摂取を安全に実現するためにもしっかりと理解し取り組んでいただきたい．また，間接的嚥下訓練は非常に多くの方法がある反面，訓練効果が明らかではないものも多い．間接的嚥下訓練の効果判定はわかりにくいことが多く，実際の臨床場面での反応の変化や直接的嚥下訓練の進行程度に従って，妥当なプログラムを立案することが必要である．また，治療根拠に信頼性があり効果判定が比較的わかりやすくても，実際の臨床現場では，実施困難な訓練や必要な機器が手に入りにくい訓練も多い．この項では実際の臨床現場でも取り入れやすいものを選択して紹介する．

Essence③ 間接的嚥下訓練を始める前のチェック

間接的嚥下訓練には患者の体に負担がかかるものもあり，患者の全身状態を把握しなければ思わぬ事態を引き起こすことになる．訓練を始める前にはバイタルサインや心疾患，呼吸器疾患などをチェックする必要がある．

訓練を進めていく中で訓練効果の判定も行い，訓練内容が妥当かを確認する．間接的嚥下訓練の効果が現れたと実感するのに数か月かかることもある．また，治療中に嚥下機能に大きな変化を認めた場合は，進行している訓練に固執せず，大胆な訓練計画の変更が必要となる．

Essence ④ 口腔機能訓練

口腔器官の運動能力が低下することにより，食物の取り込み，食塊形成，咽頭への送り込み能力が低下する．摂食嚥下能力の積極的な機能の向上や予防的なトレーニングとしても口腔機能訓練を取り入れていきたい．

1. 取り込み～咀嚼機能の改善

顔面麻痺や口唇の筋力低下のため，食物を食べこぼしたり，口腔内に圧力がかからず食物の送り込みが困難なことがある．口唇周囲の運動能力を上げることにより，経口摂取時の取り込み障害や送り込み障害の改善を行う．

1) 口唇訓練

<方　法>

① トレーニングしたい口唇(左側・右側)の頬内に指を入れ，本人には口を強くすぼめてもらう(図Ⅵ-18 ①)．その指で抵抗を加え適切な負荷を与える．もし患者本人が抵抗を受けながら口をすぼめることが難しい場合は自動的運動や他動的運動で筋刺激を与えてもよい．

② 大きめのボタンに紐を付け口唇と歯牙の間に挟み込み，紐を引っ張る(図Ⅵ-18 ②)．それに対し患者は口唇を強く閉じ抵抗する．

③ 舌圧子やストローなどを口唇で挟んで保持や抵抗運動を行う．また，口腔および口腔周囲筋の筋力増強を行う器具「クチトレ」を利用してもよい．上下の唇(口輪筋を含む)で口腔前庭に装着したクチトレを閉じ合わせる反復運動を行うか，閉じた状態を維持する．口唇閉鎖力増強は，口腔筋機能の改善を促進する力になる(図Ⅵ-18 ③)．

④ 顔面麻痺などで口唇閉鎖に明らかな左右差を認める場合，麻痺側をターゲットにして運動を促しても代償的に非麻痺側の筋が活動しや

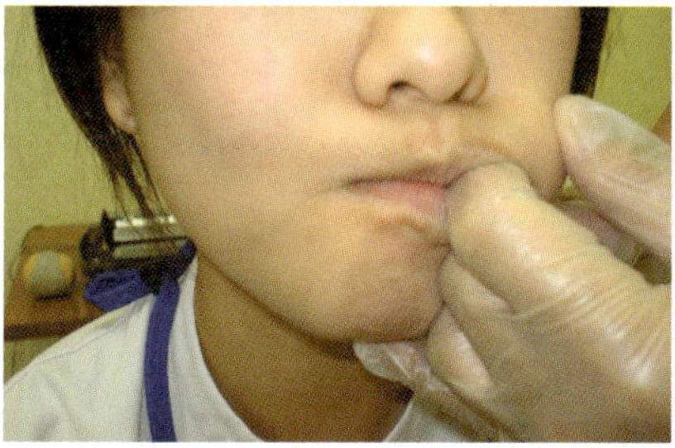

① 指などを吸わせる.

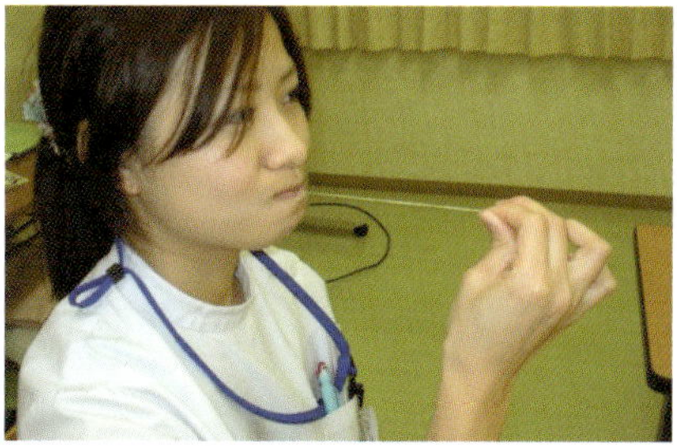

② ボタンくわえ訓練

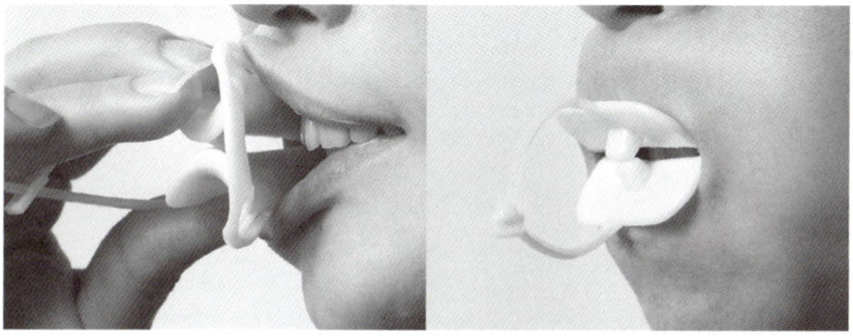

③ クチトレ*の使用

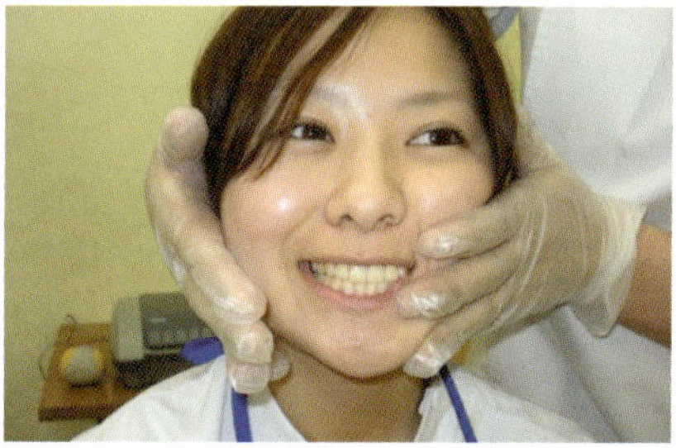

④ 麻痺側を集中的に運動

図 Ⅵ-18
口唇・頬の筋力訓練
1 日に 3 セット, 1 セットあたり 10 回程度, 週に 4 日以上行う.

すい. 非麻痺側の動きを徒手的に抑制し, 麻痺側を集中的に運動させる(図Ⅵ-18 ④). 同時にバイトブロックなどで下顎の代償運動を抑制することも念頭に置くべきである. また, 鏡で視覚的フィードバックを行うことで, 病的な共同運動の抑制や運動の効率化も期待できる.

＜プログラム＞

本人の病態や体調によって負荷量や回数を変更する. 基本は 1 日 3 セット, 1 セットあたり 10 回程度, 週に 4 回以上行う.

*一般社団法人　クチトレ協会　協会事務局：〒 113-0033 東京都文京区本郷 3-24-6

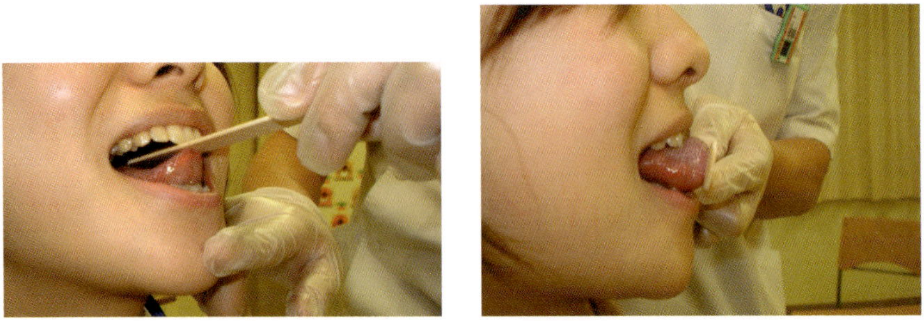

① 上から抵抗を加えた様子　　② 突出に抵抗を加えた様子

図 Ⅵ-19　舌の筋力訓練

1 日に 3 セット程度，1 セットあたり 10 回程度，週に 3 日以上行う．

2. 舌の送り込み・口腔内の食物残渣の改善

低下した舌の機能を改善することで口腔内残渣の軽減，咽頭への送り込み障害だけでなく，咽頭残留の軽減や喉頭挙上能力の改善も期待できる．舌の可動域・筋力を評価したうえで，術者と患者本人が目的を理解し適切な負荷をかけるようにする．

1）舌の突出・挙上運動・左右運動

<方　法>

他動的運動や自動介助運動であれば，湿らせたガーゼで舌を徒手的にしっかりと保持し，突出・挙上・左右への動作を促すとよい．反射的に舌を引くことや痛みがあることに配慮しながら，術者も咬反射に気をつけながら行う．実際の臨床場面では反復運動で適切な負荷をかけるのは難しい場合が多いため，等尺性運動で行ってもよいだろう．抵抗運動をする場合は，指に湿ったガーゼを巻き抵抗をかけたり（噛まれることに気をつける），舌圧子で抵抗を加えるとよい（図Ⅵ-19）．

2）押しつぶし運動

<方　法>

舌の運動で舌面を押し上げる動作も口腔内圧を高め，食物の送り込み障害や咽頭残留物の減少のために重要である．① 舌圧子で抵抗を加える，② 口蓋に舌を押しつける，③ 押しつぶし運動を目的とした訓練器具（株式

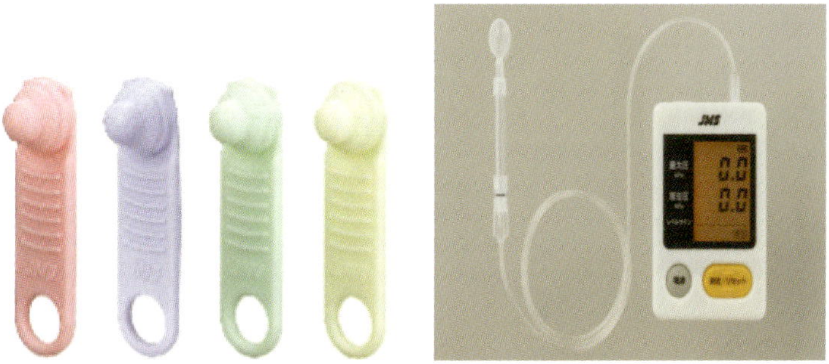

① JMS ペコぱんだ　　② JMS 舌圧測定器

図 Ⅵ-20　舌圧測定器と訓練器具

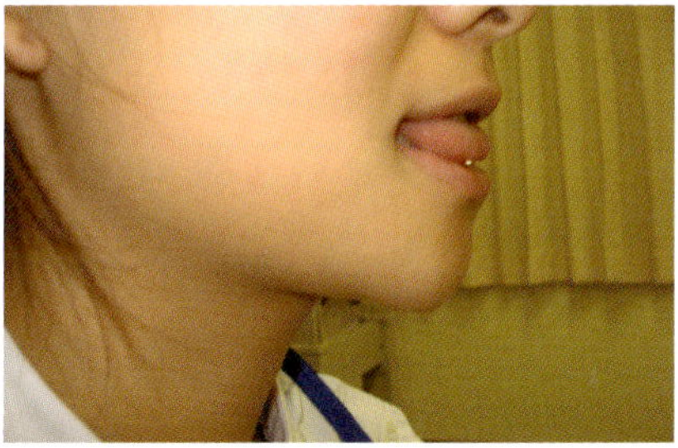

図 Ⅵ-21　舌前方保持訓練

会社 JMS ペコぱんだ)(図Ⅵ-20 ①)を利用するのもよい．ペコぱんだには4段階の硬さがあり，目的に合わせた舌のトレーニングが可能である．ほかには④膨らませたバルーンカテーテルや小さな風船を(飲み込まないように紐などで風船の口を縛る)舌面上にのせ，それを押しつぶす，などの方法がある．

JMS 舌圧測定器(図Ⅵ-20 ②)は，舌圧プローブのバルーンを口腔内に入れ舌を挙上し，押しつぶす際の圧力を測定でき，口腔機能のスクリーニングや通常の訓練にもフィードバックをしながら使用できる．

<プログラム>

本人の病態や体調によって負荷量や回数を変更する．基本は1日3セット，目的の運動を1セットあたり10回程度，週に3回以上行う．どれぐら

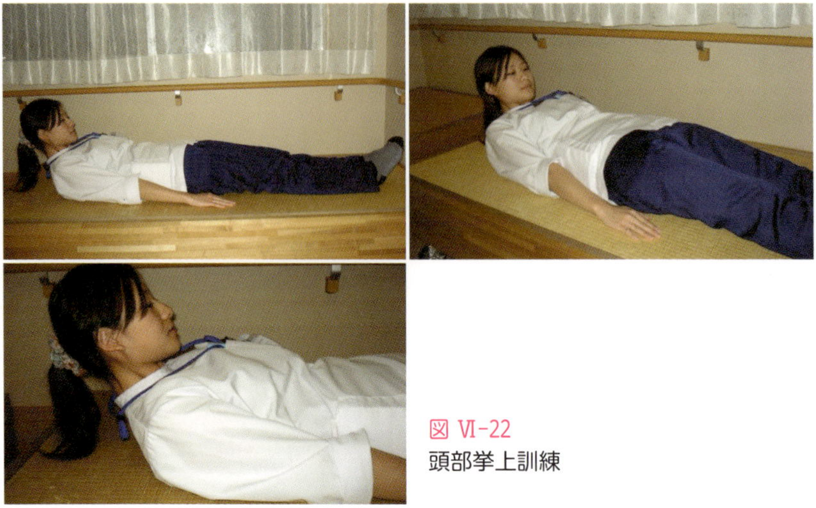

図 VI-22
頭部挙上訓練

いの反復運動で負荷をかけるべきか判断に困る場合は，患者本人に最大限の努力を促しながら 5～10 秒間抵抗をかけるのが望ましい．

Essence ⑤ 咽頭機能訓練

咽頭機能は嚥下障害の中で直接，誤嚥・窒息に結び付きやすいため，機能評価をしっかりと行ったうえでトレーニングをする．

1. 舌前方保持訓練（図 VI-21）

上咽頭～中咽頭収縮力が低下することで，収縮運動や咽頭機能の低下により喉頭蓋谷や咽頭への残留を認める場合，または，飲み込みに時間がかかる場合などの障害に対応する．咽頭後壁の運動が代償的に動くと同時に，舌の後退運動も強化される．

＜方　法＞

舌尖部を口腔外に突き出させ，舌を軽く噛みながら前方に固定（保持）した状態で空嚥下を行う．舌を強く噛んで傷つけないように気をつける．

＜プログラム＞

毎日 10 分程度実施し，突出量を少しずつ多くして負荷を強くしていく．

2. 頭部挙上訓練(シャキアエクササイズ)(図Ⅵ-22)

舌骨上筋群など喉頭挙上に関わる筋力の強化を行い，食道入口部の開大を図る．喉頭挙上動作の強化を行うことで食道入口部の食塊通過を促進し，咽頭残留(特に中咽頭～下咽頭残留)を減らす効果がある．特に喉頭の挙上運動が低下し，食道入口部開大不全が認められる患者が対象となる．等尺性運動で行う方法と等張性運動で行う方法が提唱されている．また，シャキアエクササイズの変法で，抵抗に逆らい下顎を下方向に(胸方向に)強く引く頸部等尺性収縮手技[4)]，座位で額に手を当て等張性運動や等尺性運動を促す徒手的頸部筋力増強訓練[5)]，さらに藤島が考案した「おでこ体操」などがあるが，ここでは代表的なシャキアエクササイズを紹介する．

＜方　法＞

① 等尺性運動：仰臥位で肩を床につけたまま，頭だけをつま先がみえるまでできるだけ高く上げる．原法では 1 分間挙上位を保持した後，1 分間休止するが，負担が大きければ本人の最大保持時間を計測し，バイタルをチェックしながら最大保持時間の 50％程度の持続時間で行ってもよい(1 分間を上限とする)．

② 反復挙上運動(等張性運動)：同じく仰臥位で頭部の上げ下げ(前屈運動)を 30 回連続して繰り返す．本人の最大反復回数を計測し，バイタルをチェックしながら最大反復回数の 50％程度を行ってもよい．

＜プログラム＞

①② を 1 日に 3～15 セット(対象者に合わせて)行う．

＜注意点＞

負荷が大きいので，症例によって適宜，強度や頻度を調節する必要がある．頸椎症など頸部の負荷にリスクがある患者には，無理をして行わない．

特に血圧は，安静時に比べ収縮期血圧が 20 mmHg 以上変動することと拡張期血圧が 180 mmHg を超えることがないようにする．脈拍も，安静時に比べて 20 回／分より増加しないこと，また 120 回／分以上にならないことを確認したうえで継続する．

3. 声門の閉鎖・咳嗽訓練・プッシングエクササイズ

声門または声門上部の閉鎖をしっかりとできれば，誤嚥の可能性は少な

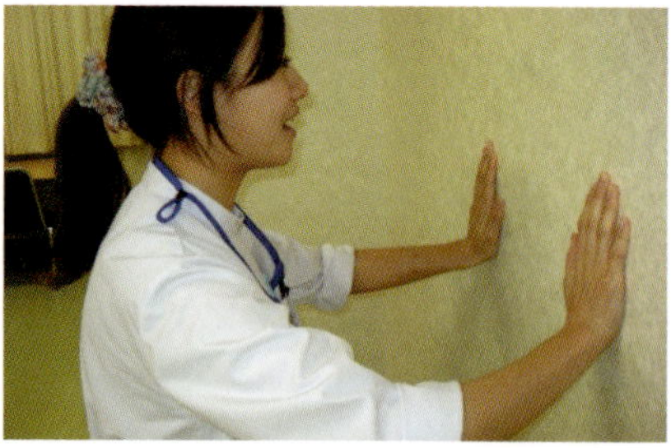

① プッシングエクササイズ

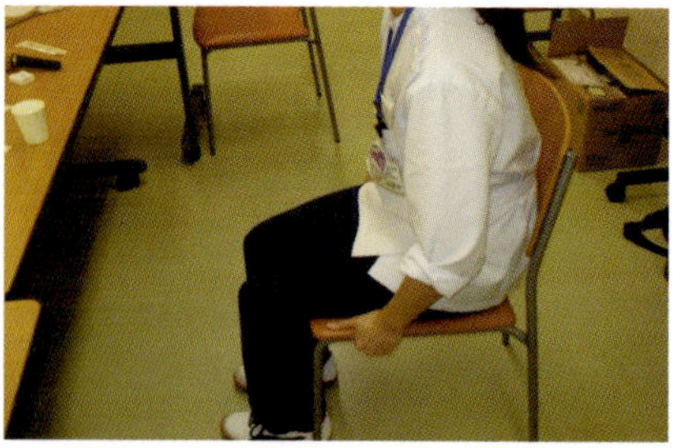

② プリングエクササイズ

図 Ⅵ-23　プッシング・プリングエクササイズ

くなる．脳血管障害，末梢性反回神経麻痺，挿管後の声帯閉鎖不全の場合に適応となる．

＜方　法＞

数秒間息を止め，声門の加圧を高くする．次に強く息を吐く．両手で壁や机などを押しながら声を強くだす(プッシングエクササイズ)(図Ⅵ-23①)，または咳を強く出す訓練を行ってもよいが，やりすぎると声帯を痛めてしまうのでやりすぎはよくない．座っている椅子を両手で持ち上げる動作(プリングエクササイズ)(図Ⅵ-23②)を行ってもよい．高血圧，不整脈などの循環器疾患がある場合，負荷を弱くする．負荷や回数について一概に述べることは難しい．少しずつ負荷や回数を増やしてもよい．血圧が高くなったり嗄声が強く出るなど，負担になるようであれば中止する．

4. 冷圧刺激法(冷却刺激)

正確にはアイスマッサージと区別されるが，目的や手技が非常に近似しており，ここでは冷圧刺激法として紹介する．嚥下反射惹起不全や嚥下反射遅延などに適用する．受容器の感受性が高まるとされている．

＜方　法＞

刺激子(凍らせた綿棒，氷で冷やした間接喉頭鏡，舌圧子，スプーンなど)によって，前口蓋弓(奥舌，軟口蓋，咽頭後壁を刺激する方法もある)に冷温刺激や触圧刺激を加える．その後，空嚥下を促す．

<プログラム>

1日3回，5～10セット行う．

作用機序に不明な点が多いため頻度や期間などについてどのくらいが適切かは明確には述べられないが，効果が即時的に現れる場合と一定期間継続して現れる場合とがある．食事や直接的嚥下訓練の前に行うと訓練効率もよいだろう．

<注意点>

嘔吐反射や咬反射を認める場合があるが，その際は段階的に刺激を与えて慣れさせる(脱感作)ようにするとよい．また，唾液誤嚥の恐れがある患者の場合には口腔ケアや刺激により出る水分に気をつけるようにしたい．唾液誤嚥のことも考え，側臥位で施行してもよい．

5. メンデルソン手技

喉頭と舌の挙上量の拡大・挙上持続時間の改善を行い，食道入口部開大不全や咽頭残留の減少を目的とする訓練方法である．

<方　法>

舌骨と喉頭の挙上が最大に達した(甲状軟骨が最大挙上位)状態を数秒間保持する．患者本人には喉仏が最も上に上がった状態で息を止め，喉の上部に力を強く入れるように指示するとよいが，実践が難しいことも多いので，本人または訓練者が介助してもよい．呼吸器疾患や循環器疾患がある患者は注意して行う．

<プログラム>

1日3回，10セットずつ行う．

Essence ⑤ マッサージ・ストレッチ

口腔期や咽頭期に関わる嚥下関連筋群だけでなく，頸部などの筋緊張が高いと可動域が制限される．舌骨上筋群・舌骨下筋群など直接嚥下に関わる筋だけでなく周囲の筋の可動域の改善やリラクゼーションを目的にストレッチを行うことにより，嚥下動作に有利になる．

1. 口腔周囲

口腔器官の拘縮予防・機能向上を目的として，口唇・頬の筋緊張が高い

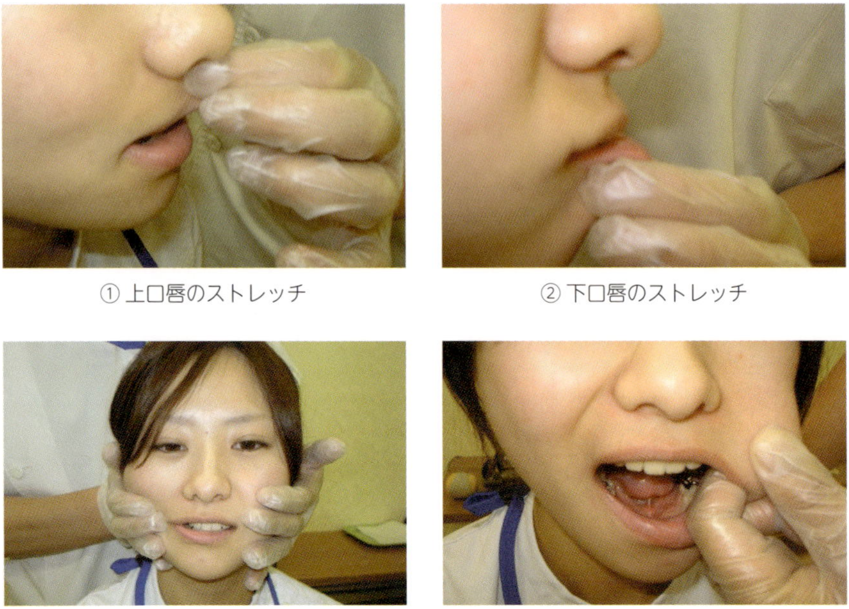

① 上口唇のストレッチ　② 下口唇のストレッチ

③ 頬のストレッチ　④ 頬のストレッチ

図 Ⅵ-24　口唇・頬のストレッチ

患者が対象となる．特に反射的に口唇が閉じてしまう患者は即時的な効果が期待できることが多い．

＜方　法＞

指で上口唇を軽くつまみ，軽く伸ばしたり縮めたりする動作を繰り返す(図Ⅵ-24 ①)．下口唇に対しても同様に行う(図Ⅵ-24 ②)．また，頬を手のひらで揉んだり(図Ⅵ-24 ③)，頬内側を手指でつまみ，口唇の筋の走行に従い他動的に運動を加える(図Ⅵ-24 ④)．

＜プログラム＞

1か所につき5～20秒，3セット行うとよいが，過度に行うと筋緊張が高まる場合がある．

2. 頸　部

＜方　法＞

ストレッチを行う筋を確認して行う(図Ⅵ-25)．胸鎖乳突筋，斜角筋，僧

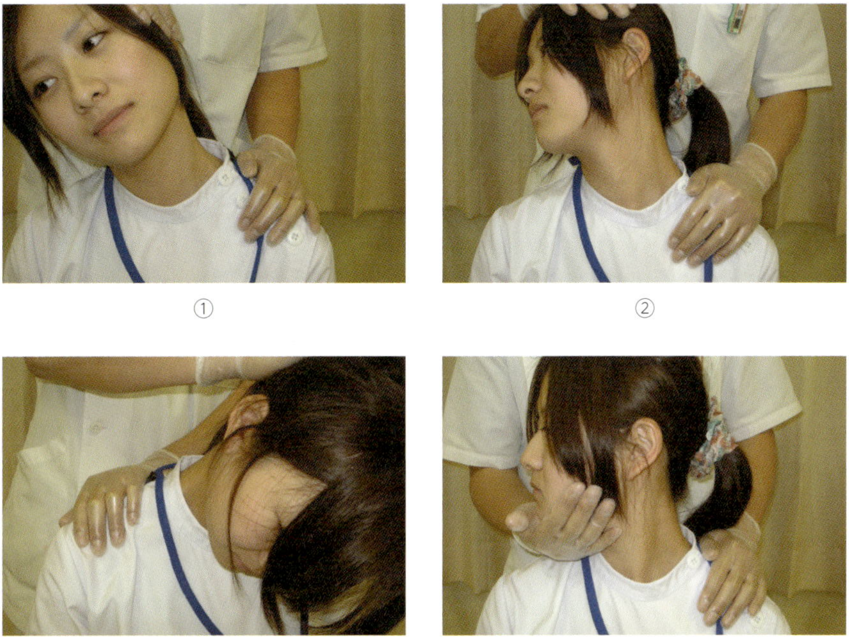

①　②　③　④

図 Ⅵ-25　頸部のストレッチ

帽筋，舌骨上・下筋群をターゲットにし，前屈・左右の回旋，左右の側屈など各運動方向に行う（頸椎疾患者は頸部を痛める可能性があるので無理に行わない）.

＜プログラム＞

1か所につき自動的にまたは他動的に20秒前後，3セット程度行うとよい.

3. 舌骨上・下筋群

喉頭挙上の可動範囲の拡大や筋緊張の緩和を目的とする.

＜方　法＞

喉頭の挙上は前上方に動くため他動的に再現するのは難しいが，甲状軟骨の両側を軽く把持して喉頭挙上に合わせ，他動的または自動介助的に挙上させる．10～20秒程度を3セット保持したいが，違和感が強いため十分な説明が必要である.

Essence ⑥ 鼻咽腔閉鎖訓練

1．ブローイング訓練

吹く行為を行うことにより鼻咽腔閉鎖が促され，その機能改善を期待できる．特に鼻咽腔閉鎖不全により鼻へ逆流する嚥下障害者が適応となる．また，呼吸機能の訓練にもなる．古典的な訓練方法で，訓練効果がどの程度あるのか不明な点もある．

＜方　法＞

ペットボトルやコップに水を入れ，ストローで泡立てるように吹く．ストローの太さや長さを変える，水深を変える，とろみ剤を使用し粘度を変えるなど，抵抗を調整する．他に吹き戻しやティッシュペーパーを吹くという方法もある．過呼吸になるおそれがあるので気をつける．同様にろうそく・ティッシュペーパー・巻笛吹きを行う方法もある．

＜プログラム＞

1日3回，5～10セット行う．

（田口　充）

文　献

1）日本摂食嚥下リハビリテーション学会医療検討委員会：訓練法のまとめ（2014版）．日摂食嚥下リハ会誌，**18**(**1**)：55-89，2014．
2）日本摂食・嚥下リハビリテーション学会ほか（編）：日本摂食・嚥下リハビリテーション学会e-ラーニング対応 第4分野 摂食・嚥下リハビリテーションの介入 Ⅰ口腔ケア・間接訓練，54-127，医歯薬出版，2011．
3）聖隷嚥下チーム：摂食嚥下訓練の実際．藤島一郎，嚥下障害ポケットマニュアル 第3版，95-137，医歯薬出版，2011．
4）岩田義弘ほか：高齢者による頸部等尺性収縮手技（chin push-pull maneuver）による嚥下訓練―自己実施訓練の効果―．耳鼻と臨床，**56**：195-201，2010．
5）杉浦淳子ほか：咽頭部腫瘍術後の喉頭挙上不良を伴う嚥下障害に対する徒手的頸部筋力増強訓練の効果．日摂食嚥下リハ会誌，**12**：69-74，2008．

Chapter Ⅵ 多職種からのアプローチ

7 バルーン訓練

Summary

◉概　要

食道入口部開大不全に対しての訓練方法

〈ポイント〉

- 特殊な手技であるため，経験が必要
- 比較的短期間で効果が認められることもある
- 患者が訓練に慣れるまで負担がかかる

〈対　象〉

球麻痺タイプの嚥下障害患者で，食道入口部開大不全が認められる場合

Essence ① バルーン訓練とは

バルーンカテーテルを用いた訓練方法で上部食道括約筋が弛緩せずに食道入口部の通過が困難な嚥下障害者に適応する．特に延髄外側症候群（ワレンベルグ症候群）・多発性筋炎・頭頸部の手術後などの迷走神経の損傷による輪状咽頭筋の運動不全が対象となる．適切なプログラムを組めば比較的短期間での治療効果を望める．しかし，迷走神経反射や粘膜の損傷による出血，唾液誤嚥などのリスクもあるため，医師の指示のもとで行う必要がある．

バルーンの種類には球状バルーンと筒状バルーンがあるが，筒状バルーンはカテーテルが硬く本人に負担がかかるため鎮静下で行わなければならないことや，カテーテル自体が高価で入手しにくい場合があることから，今回は球状バルーンの手技のみを紹介する．

＜使用する道具＞
- バルーンカテーテル(図Ⅵ-26)
- 氷水
- シリンジ

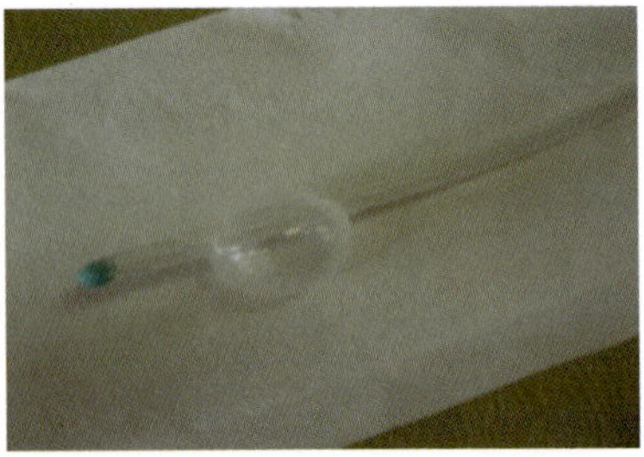

図Ⅵ-26　バルーンカテーテル

Essence② 手順

まず以下の項目を確認し，バルーン訓練の適応があるかを検討する．
- 訓練中は咽頭絞扼反射を強く認めるため，本人の協力を得られること．
- 局所の炎症や出血がないこと．
- 健側を利用した側臥位や横向き嚥下・顎突出法などの代償法の効果が低いこと．
- 明らかな食道入口部開大不全が認められること．
- バルーン訓練中に出血や強い違和感がないこと(あった場合は中止する)．

1. 嚥下造影(VF)検査による確認

食道入口部開大不全の程度を確認する．食道入口部の開大に制限があると下咽頭の残留が多く，食道入口部の食材の通過も非常に少ないかほとんど認められない．また食道入口部の通過の左右差も確認しておいたほうがよいだろう．

2. VF透視下での訓練条件の設定

12～18 Frのカテーテルを使用する．太めの16～18 Frのカテーテルが挿入しやすいが，咽頭反射や嘔吐反射などが強い場合には12 Frなどの細めのカテーテルから挿入すると患者本人の負担は少ない．術者に経験がなく挿入が難しい場合は，カテーテルを氷水で冷やすと比較的挿入しやすくなる(左側・右側の食道入口部を狙って挿入する場合，正中からでは挿入しにくい．例えば左側の食道入口部をターゲットに拡張したい場合，顔は右

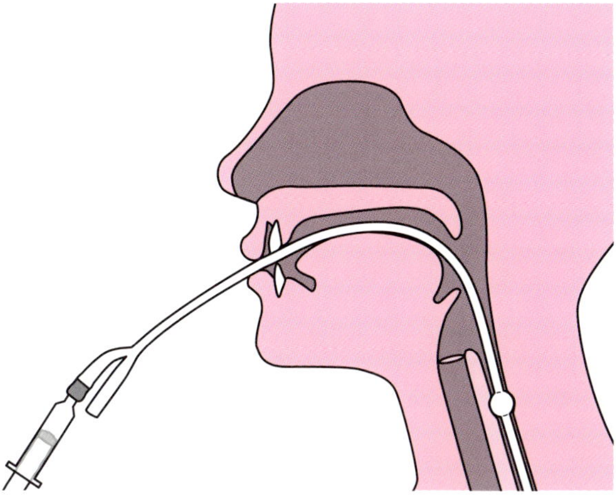

図 Ⅵ-27　バルーン訓練のイメージ

を向き，右の口角からクロスして左側の咽頭を狙えば挿入しやすい)．挿入時には本人からも嚥下の協力を得る．カテーテルが食道入口部まで到達すると抵抗があるが，カテーテル先端がその食道入口部を少し過ぎた付近まで挿入し，そこで3~5 ccほどバルーンを拡張し，ゆっくり引き抜く．口唇から食道入口部までのカテーテルの長さを確認しておくとよいだろう．

3. 訓練手技(図Ⅵ-27)

バルーン訓練は，① 単純引き抜き法・嚥下同時引き抜き法，② 間歇的拡張法，③ バルーン嚥下法がある．粘膜損傷や迷走神経反射，嘔吐に注意して行う．

① 単純引き抜き法・嚥下同時引き抜き法

VF 透視下での方法と同様に挿入する．バルーンに空気を入れ，ゆっくりと引き抜きながら食道入口部を通過させる．単純に引き抜く，または嚥下と同時に引き抜く．手技は比較的容易で，本人の負担も比較的少ない．経験の少ない施行者が施術するときや，バルーン訓練の導入時期に行うのがよい．

＜プログラム＞

患者の状態にもよるが1日に3回(あるいは朝昼晩の食事前に)行うのが

効率的だろう．1回のセッションで20分程度あるいは十数回行うのがよい．

② 間歇的拡張法

カテーテルを同様に挿入し，ゆっくりと引き抜く．狭窄部に到達したらその位置で停止させ，20秒ほど維持する．そして少し移動させ，またその場で維持することを繰り返す．施行者の経験的技術を必要とする．

＜プログラム＞

1日3回,1回のセッションで20分ほど行うのがよい.これは筒状バルーンが行いやすい.

③ バルーン嚥下法

食道入口部の開大が確保されてきたらバルーンに3~4 ccの空気を注入し，施行者もカテーテルを軽く押し込むなど援助しながら飲み込んでもらう．バルーンを膨らませないでチューブを飲み込むチューブ飲み訓練もある．

Essence ③ 即時効果も狙う

バルーン訓練を行うタイミングは,可能であれば食事の前がよい.バルーン訓練は訓練を継続し，食道入口部開大の根本的な改善を狙うものであるが，食事の直前に行うことにより開大の即時効果が期待でき，実際の食事でも有利になる．経口摂取をしているのであれば朝昼晩の食事前に行うのが効率的である．

演習32

バルーン訓練を行う際の適切な負荷量はどのように決めるとよいだろうか.

Answer 私たちの対応~負荷のかけ方について~

訓練導入時は3 cc程度から始めるのがよいだろう．筆者は徐々に注入量を増加させ，最大20ccまで可能としている(球の直径約2.9cm)．訓練が進むにつれ引き抜く際に食道入口部の抵抗が小さくなっていくことと思うが，筆者の経験ではその抵抗値が900gであれば適正な負荷量と考える(バルーンを引き抜く際にばねばかりをつけ引き抜くとよい)．抵抗値が700gを下回るようであれば空気の注入量を増やしてもよいだろう．筆者の研究ではバルーンの容量が10cc程度ではペースト食レベル以上の食事が可能になることが多く，容量が多くなるにつれて食事形態も段階が上がっていく．20ccまで拡張ができれば食形態の幅が広がることが多い．ただし，出血や迷走神経反射などリスクに関しては十分に注意する[2)]．

（田口　充）

文　献

1) 日本摂食嚥下リハビリテーション学会医療検討委員会：訓練法のまとめ(2014版)．日摂食嚥下リハ会誌，**18**(1)：55-89，2014．

2) 日本摂食・嚥下リハビリテーション学会ほか(編)：日本摂食・嚥下リハビリテーション学会e-ラーニング対応 第4分野 摂食・嚥下リハビリテーションの介入 Ⅰ口腔ケア・間接訓練，54-127，医歯薬出版，2011．

3) 田口　充ほか：球麻痺患者におけるバルーン訓練の負荷の検討．日本摂食嚥下リハビリテーション学会，2012．

Chapter Ⅵ 多職種からのアプローチ

8 口腔ケア

Summary

◉口腔ケアとは気持ちよく，誤嚥させずに，唾液をきれいに保つケアである

- 気持ちよく＝コミュニケーションをとり，痛みを与えない
- 誤嚥させず＝嚥下障害の評価に基づき行う，または完全側臥位
- 唾液をきれいに保つ＝唾液誤嚥は不顕性に生じやすいため

Essence ① 口腔ケアとは

口腔ケアとは，口腔の疾病予防，健康保持・増進，リハビリテーションによる QOL の向上を目指した科学であり技術である．具体的には，検診，口腔清掃，義歯の着脱と手入れ，咀嚼・摂食嚥下のリハビリテーション，歯肉・頬部のマッサージ，食事の介護，口臭の除去，口腔乾燥予防などが含まれる[1)]．

口腔ケアが肺炎発生率の減少に効果があることが示されてから長い時間が経過し，口腔ケアという言葉が広く認知されるに至った[2)]．

Essence ② 咽頭ケアにつなげる口腔ケアを

咽頭ケアは吸引手技により改善をみるように言われているが，とても危険である．なぜなら，盲目的な手技となることは避けられないため，何らかの吸引物が得られるまで実施され喉頭痙攣のリスクが高まるからである．

咽頭ケアをする目的は咽頭に貯留した俗にいう“痰”を減少させることにある．嚥下内視鏡(VE)検査を実施していく中で，多くの痰は泡沫状に白濁した汚染唾液であることがわかってきた(図Ⅵ-28)．

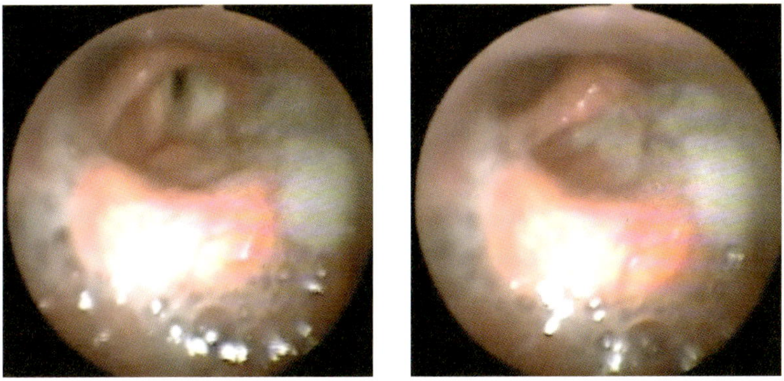

図 VI-28　汚染唾液が貯留した咽喉頭内
誤嚥しながらもうまく飲めずにゴロゴロしている．

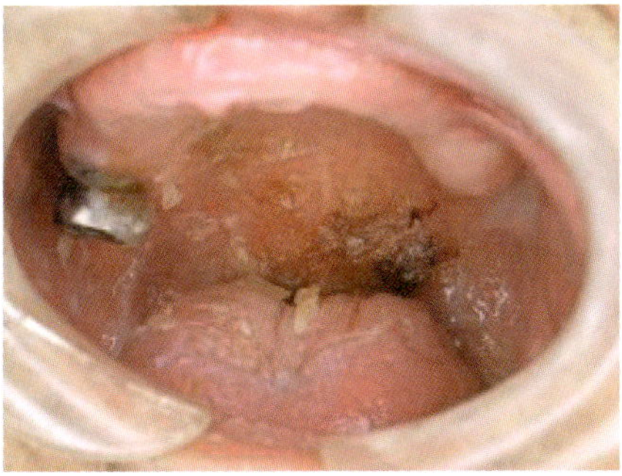

① 経口摂取されず口呼吸のため
乾燥し汚染した口腔内

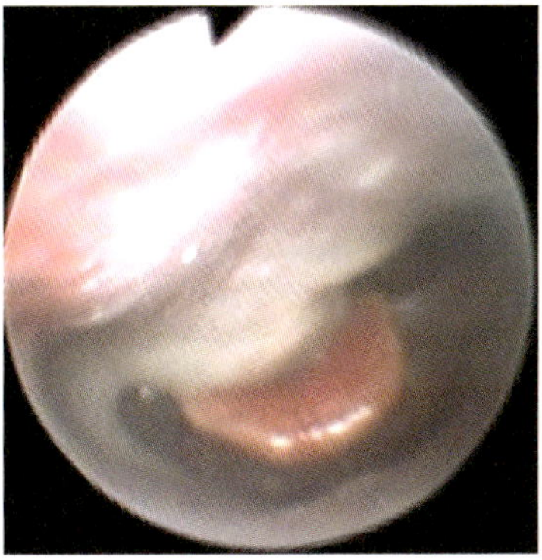

② 経口摂取されず肺炎を
操り返す咽頭内

図 VI-29　経口摂取していなくて汚染した口腔・咽頭内

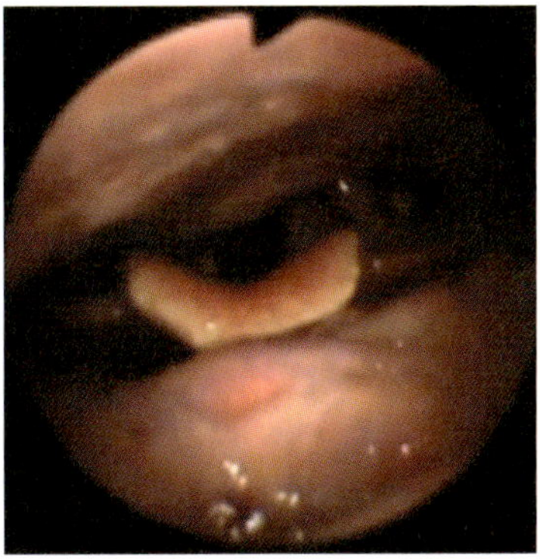

図 VI-30
安全に口腔ケアと経口摂取ができた咽頭内
図 VI-29 の患者に VE を実施．安全に口腔ケアと経口摂取ができた後の咽頭内

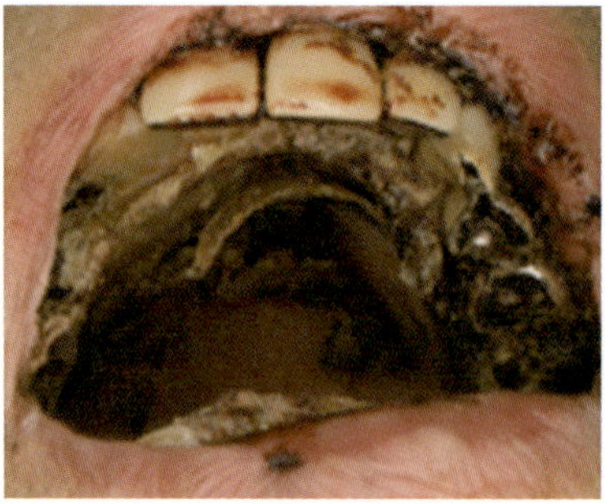

① 口腔内の状況

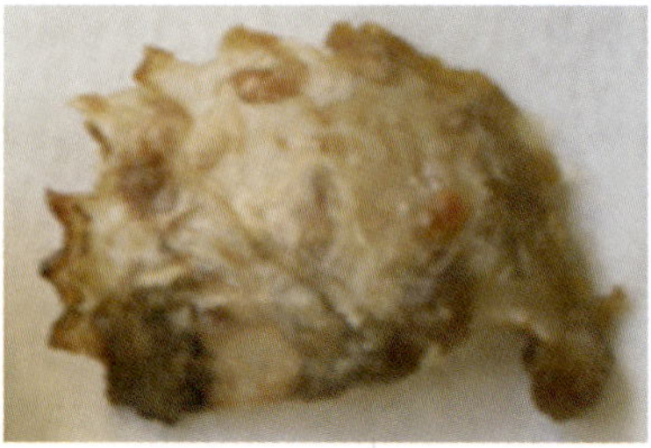

② 口腔ケアにより除去された剥離上皮

図 VI-31　出血し，口腔ケアされないままの口腔内

一方で，口腔ケアが行われないことの弊害の1つに，1日に1.5～2 *l* も分泌される唾液が汚染されることがある．唾液が汚染されることにより，唾液誤嚥がある場合に肺炎リスクが高まる．また，経口摂取していない場合は自浄作用が働きにくく口腔内や咽頭の汚染が認められるので，口腔ケアにより唾液を汚染させないことが咽頭ケアにつながってくるのである(図VI-29，30)．

Essence ③ 口腔ケアで気をつけるべきポイント

口腔ケアに際して気をつけるべきポイントとして，相手の状況や環境を分析し，相手に伝わるコミュニケーションを諦めずに模索することが重要となる．施術者も口腔ケアを嫌なものという認識にさせず，楽しさを伝播させることを意識するべきである．

また，口腔ケアによって誤嚥をさせないこともポイントである．そのため，嚥下障害や誤嚥によるリスクを把握することが重要となる．方法として，嚥下内視鏡(VE)・嚥下造影(VF)検査を利用することが容易であり確実である．できない場合，完全側臥位がとれる人にはこれをすすめる．

さらに口腔ケアを行う際の手技として，口腔内に血液や汚染物が付着しているときは保湿剤で軟化させ，出血させないようにする(図VI-31)．また，汚染物を咽頭に落とさない工夫として吸引付き歯ブラシを用いることは有効な手段となる．

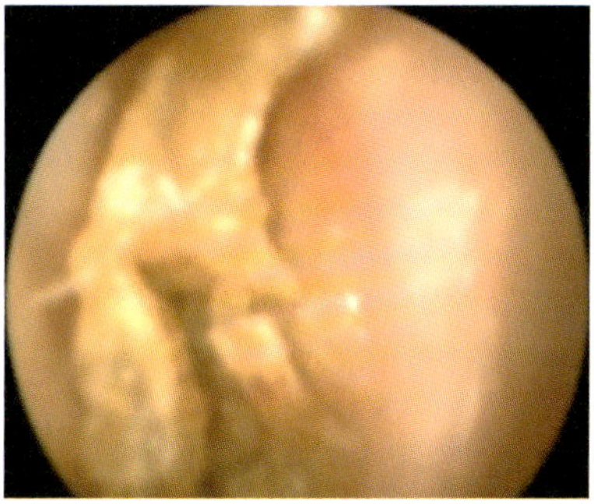

図 Ⅵ-32
鼻腔汚染により鼻呼吸障害が生じている

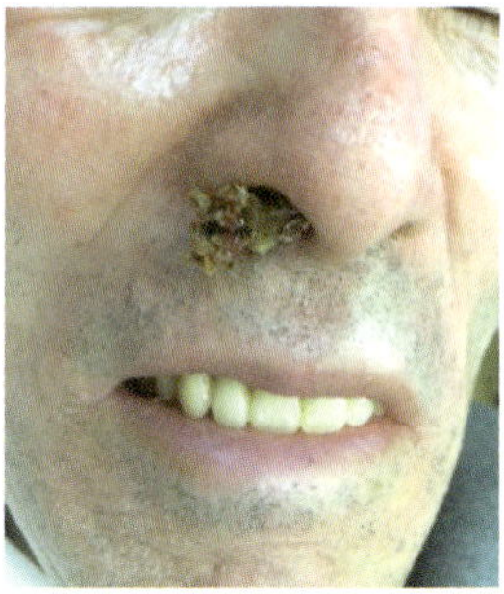

① 鼻の入り口でつまっていた鼻くそ

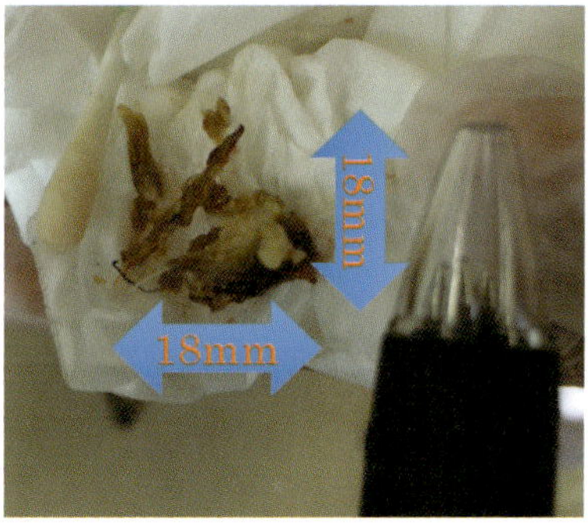

② 約 2 cm 大の鼻くそ

図 Ⅵ-33　口呼吸の原因の 1 つ
汚染物が見えるところにこれだけある．これでは口が閉じられず口呼吸になる．

演習33

症例について考えてみよう．

寝たきり口呼吸で口腔乾燥が酷く何度ケアをしても改善せず，口腔ケア後の汚染物を誤嚥させるリスクが大きい場合(図 Ⅵ-29 ① や図 Ⅵ-31 ① にみられるケース)．

どのようなケアから始めるか．

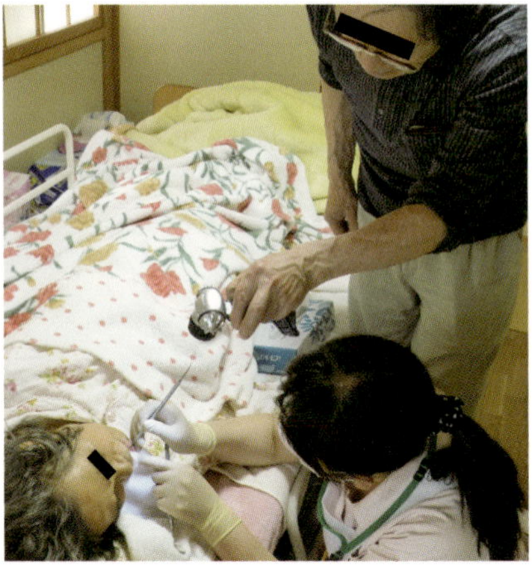

図 Ⅵ-34　在宅での誤嚥リスクが高い症例で完全側臥位法を用いた口腔ケア
歯科衛生士が実施．家族も参加している．

Answer 私たちの対応

まず，口呼吸の原因に対して鼻閉改善を行う．鼻腔内汚染は外鼻孔よりライトを当てて確認できる汚染物が取れたら，その奥には呼吸を妨げるほど残っていない(図Ⅵ-32，33)．

必要に応じて誤嚥を最小限に抑えることが可能な体位をとることで対応する(図Ⅵ-34)．

(原　純一，湯田亜希子，吉野ひろみ)

文　献

1) 日本口腔ケア学会ホームページ：www.oralcare-jp.org
2) 米山武義ほか：要介護高齢者に対する口腔衛生の誤嚥性肺炎予防効果に関する研究．歯医学誌，20：58-68，2001.

9 咀嚼能力の判定

Summary

- 咀嚼できる＝嚥下しやすい形態に食物を加工できる
- 歯がある≠咀嚼できる
- 早食いでは咀嚼不十分で丸飲みである
- これからの咀嚼の評価は嚥下内視鏡（VE）検査による確認が必要不可欠

Essence① 咀嚼の目的は

咀嚼とは口腔内に取り込まれた食物を歯で粉砕し，唾液と混ぜ合わせ嚥下しやすい形態に加工する過程である．咀嚼障害があると口腔内に取り込んだ食物が嚥下に適した形態に変化させられなくなるので，嚥下時にハイリスクとなる．

口腔内管理の一環として咀嚼機能を守るのは歯科の役割である．歯に何らかの問題が生じた場合，例えば歯がう蝕に罹患した場合は修復処置を行い，歯が欠損した場合は義歯などの補綴処置を行い，咀嚼を行うための形態的・機能的環境を整える必要がある．

Essence② 歯は効率的な咀嚼の必要条件

歯があれば咀嚼ができるものと判定してよいのか．単純に歯が欠損していれば咀嚼することが難しいことは容易に想像できる．一方，歯の欠損はほぼなく形態的には問題がない場合において，機能的な咀嚼ができているのかどうかということが問題になる．

咀嚼機能低下としては，脳血管疾患やパーキンソン病などの神経筋疾患，アルツハイマー病をはじめとする脳の変性を示す疾患の多くは全身的な運

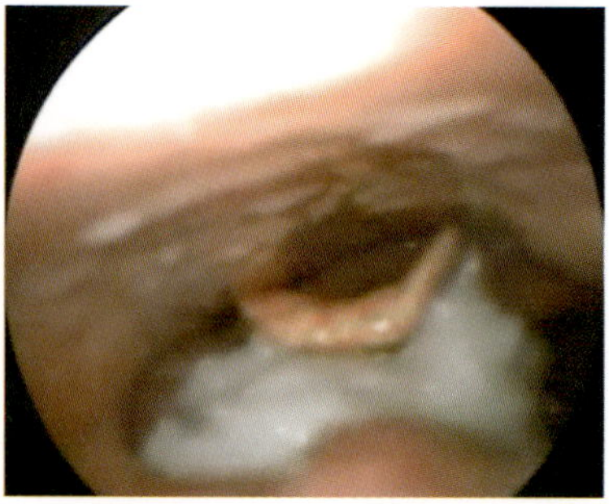

① 30 回咀嚼後のご飯の見え方．理想的な食塊形成が確認できる．

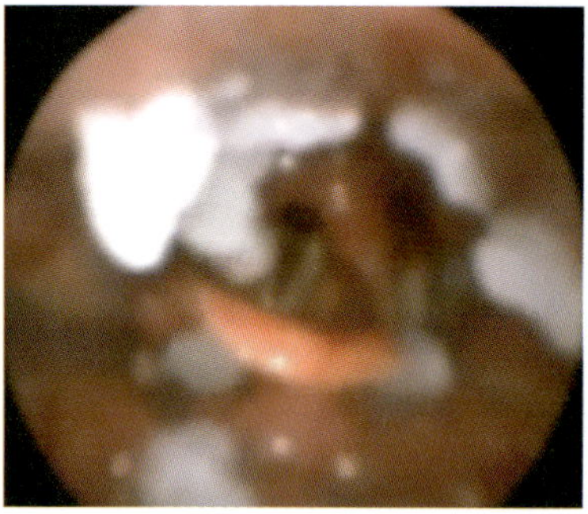

② ご飯粒が見え，一部のご飯が喉頭内に落下

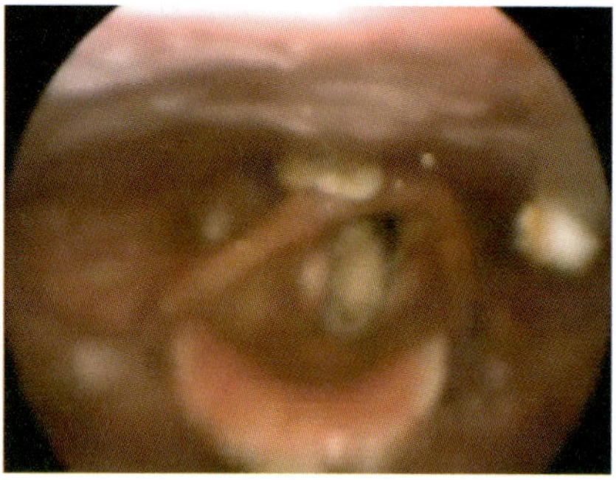

③ パンを誤嚥

図 Ⅵ-35　VE 像

動機能低下を引き起こし，併せて咀嚼障害を引き起こすことがある．この場合，形態的な問題がなくても効率的な咀嚼は難しいことがある．

また咀嚼も積み重ねてきた習慣に大きな影響を受け，長年早食いをしてきた方は咀嚼回数がとても少なく，ほとんど丸飲みに近い状況で食事をしてきたと考えられる．咀嚼をあまりしてこなかった方が機能障害を持った後に咀嚼習慣を再度学習することがより難しいケースもある．このように歯が形態的に欠損していなくても効率的な咀嚼が難しいケースもあるので，今現在の咀嚼の状況を評価し，安全な食事につなげる必要がある．

咀嚼の評価として日本補綴歯科学会「咀嚼障害評価法のガイドライン」に

よると，最も臨床応用しやすい評価法はピーナッツや生米を用いた篩分法であると記載されているが，嚥下障害を有する場合にそのまま適応するにはリスクが伴う．

嚥下機能評価に VE を用いる場合，取り込んだ食物が咽頭に流れてきたときに食物形態の変化を観察するのが最も直接的であり，咀嚼評価には有効であろうと考える(図Ⅵ-35)．

嚥下機能は多くの機能の集まりであり，嚥下障害は障害のされ方により非常に多様で複雑なバリエーションを示す．口腔内や咀嚼障害は咽頭と比較して目で確認しやすいため，嚥下障害の中の一部である咀嚼障害だけで嚥下障害を評価したくなるが，それはリスクが高い．嚥下機能の中の口腔期以降への知識も持ち，医師と連携し安全に食事ができる方法を提供していく必要がある．

演習 34

食事中にご飯やパンでむせるとの訴えを持った患者が来た．歯は 28 本そろっている．早食い癖がある．

どのように指導するか．

Answer 私たちの対応

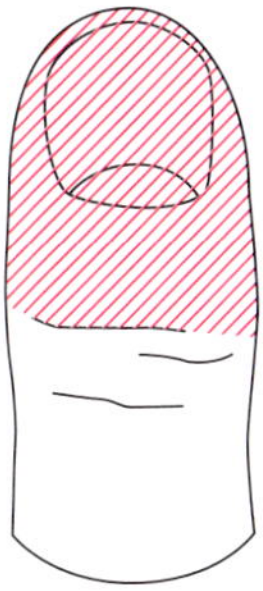

図 Ⅵ-36
親指大の目安量

歯がそろっていても，早食いから咀嚼不十分による食塊形成不足を予想し VE で確認をする．その結果，咀嚼不十分，食塊形成不十分で一口量が多くなり嚥下前誤嚥を生じ，むせていた．一口量 5 g のご飯を意識して咀嚼するよう指導する．ただし 5 g コントロールが難しい患者に対して，一人ひとり体格も異なるため，一口量の目安として本人の親指大の量と指導する(図Ⅵ-36)．

(原　純一，湯田亜希子，吉野ひろみ)

Chapter Ⅵ 多職種からのアプローチ

10 義歯管理

Summary

- 「はじめまして」のそのときに，口の中の義歯の有無を確認する
  →窒息事故の防止，義歯の状態を把握
- 毎食後に必ずケアする
  →「はじめ」と「いま」の比較をし，変化にいち早く気づく．変化を見つけたら積極的に歯科治療し改善する

Essence ① 義歯管理の前提として

義歯管理不十分に伴うリスクで最も高いものに窒息がある．これは，環境変化が急激に生じる場合などに伴って，正しく情報提供がなされないときなどに不慮の事故として多くみられる．そのためにもその人の口に義歯はあるのかを知らないままに管理などできないことをまず知ってもらいたい．

1本も歯がない場合に使用する義歯を総義歯（図Ⅵ-37 左），歯の欠損が部分的な場合に使用する義歯を部分床義歯（図Ⅵ-37 右）と言い，義歯は歯や顎の骨の欠損を補う装具である．

Essence ② 歯科医療非従事者に期待する具体的な義歯管理

認知機能の低下があり義歯を取り外し放置する，紙に包むなど自己管理が不十分または周囲の人が不十分と考えられる場合も存在する．その場合，食事のときだけ義歯を入れてもらい，食事が終わるとケアし，スタッフ側で義歯を預かり，義歯の誤飲，破損や紛失防止に努めているケースもある．

図Ⅵ-38 のケースは，在宅や口腔内の知識の少ない施設で自身での義歯着脱・清掃が困難となり，肺炎を生じたため歯科往診にて出会った方であ

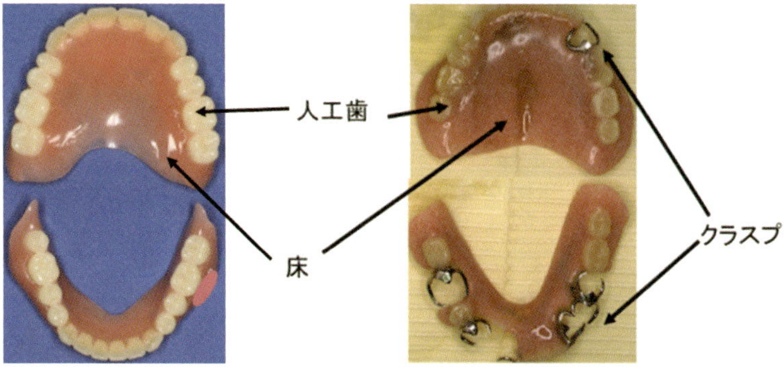

図 VI-37
総義歯(左)
部分床義歯(右)

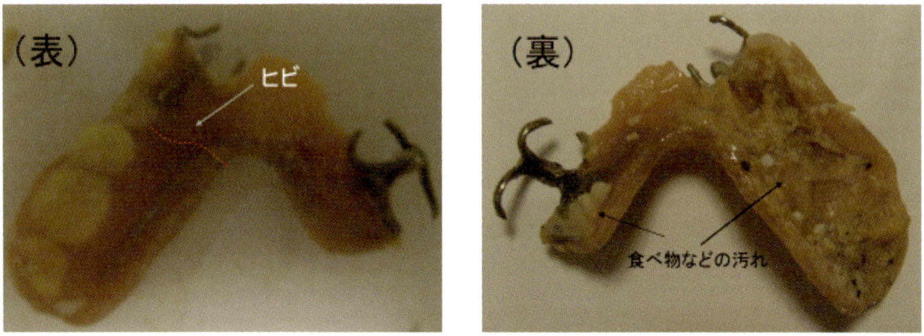

① 表面からはヒビが観察された.

② 裏面には固くなった汚れがびっしりであった.

図 VI-38 3か月外されずに使用されていた義歯

る.これは左下犬歯から奥歯の欠損を補っている部分床義歯である.壊れたまま使用していたことが判明し,また,義歯の裏側に食物残渣が入り込み,口腔汚染の原因を作っていた.見慣れないと暗い口の中ではこれだけ大きい物でも見逃して,含嗽剤や保湿剤のみ,歯ブラシやスポンジブラシでのケアのみでポイントのずれた管理となる.

Essence ③ 義歯と上手く付き合うコツ

義歯は咀嚼をするため必要とされるケースが多いことはもちろんであるが,口腔周囲筋の廃用を防ぎ,歯や顎の骨が補われることによる審美的な要素,社会参加的な要素を持ち合わせる.

嚥下障害においては義歯を装着することで咀嚼や食塊形成をスムースに行うことができたり,舌の動きを助けたりする役割を持ち,咀嚼が必要な食事形態には必須となる．しかし，全身的な疾患に伴い口腔内の感覚低下を認めるケースでは，義歯によって口腔内を覆うことで更なる感覚低下を引き起こし，口腔内への食物の溜め込みや食事時間の延長が起こることがある．また，義歯を装着しても機能障害により効率的な咀嚼が得られないケースもある．

一方で，食事時に義歯は必要ないと判断されたケースでも，食事以外で義歯を装着することで口腔周囲筋の廃用を防ぐこともできる．

嚥下障害を有するときの義歯の使用は冷静な判断が必要となる．

演習35

身近な人の口の内外をみてみよう．

どう見えるのか．何か気づくことはないだろうか．

Answer 私たちの対応

あなたがみた物が現実です．口の中を見ることを習慣にしてみませんか．

Essence ④ 義歯使用者かどうかに気がつくポイント

① まず，笑ってもらい歯並びがきれいな場合は，義歯を疑う．高齢者で歯科矯正をしていたり，歯茎も下がらず自歯が保存されている可能性は低いからである．

② 義歯の有無を確かめる．義歯がない場合，横からみると下顔面が後退し，口から顎にしわが寄る（図Ⅵ-39）．

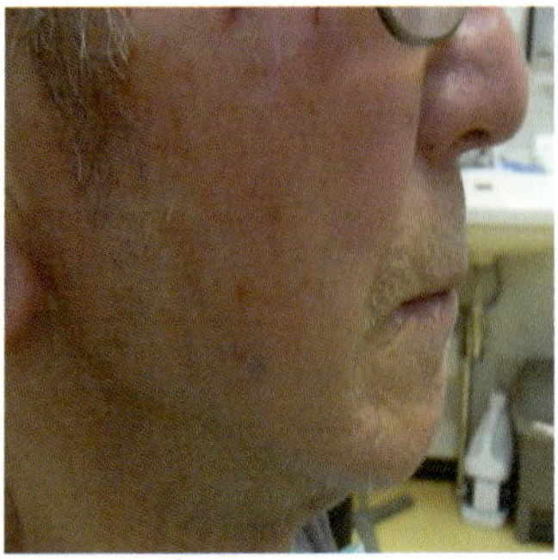

① 上下の義歯を装着したとき

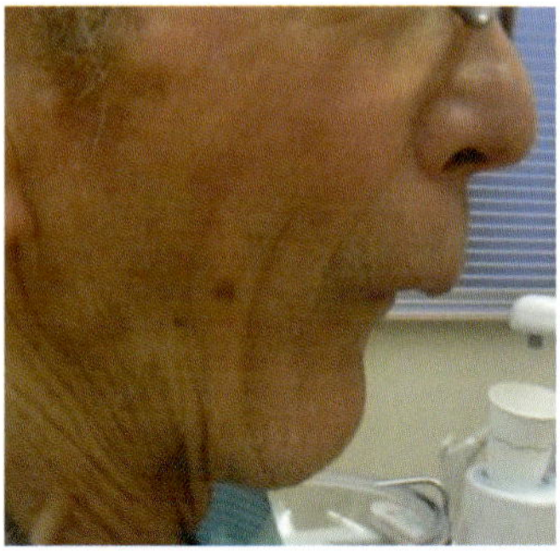

② 下の義歯を装着していないとき

図Ⅵ-39
義歯の有無の特徴

③ 口を閉じていてもわかる義歯使用者のしるし，口角炎（図Ⅵ-40）．

義歯の長期使用で歯が摩耗し，噛み合わせが低くなったことが原因である．

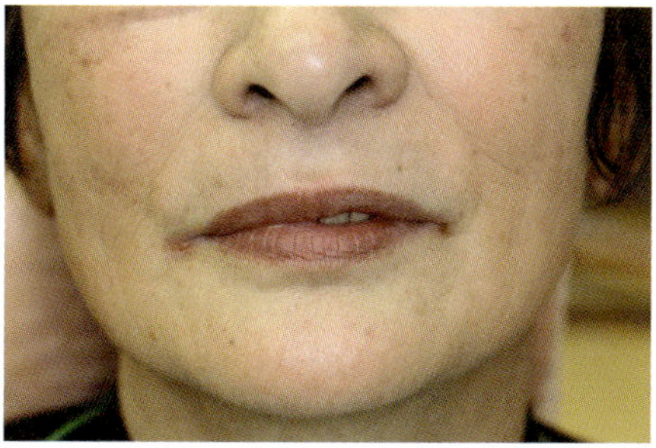

図 Ⅵ-40
口角炎

④ 口唇をめくって歯や歯茎に裂け目，亀裂がないかを確認する（図Ⅵ-41）．

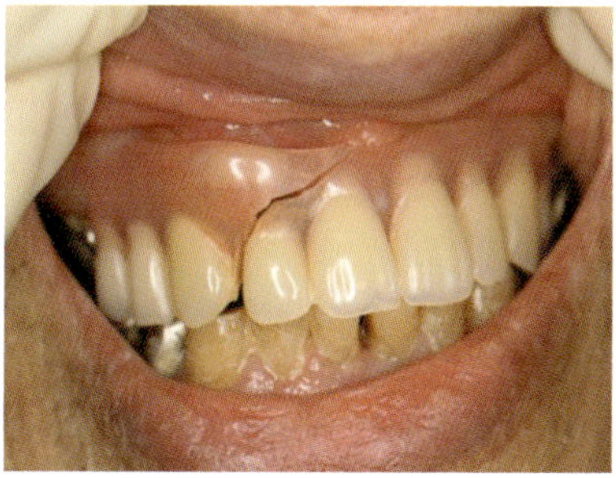

① 口唇をめくってわかる義歯の破折

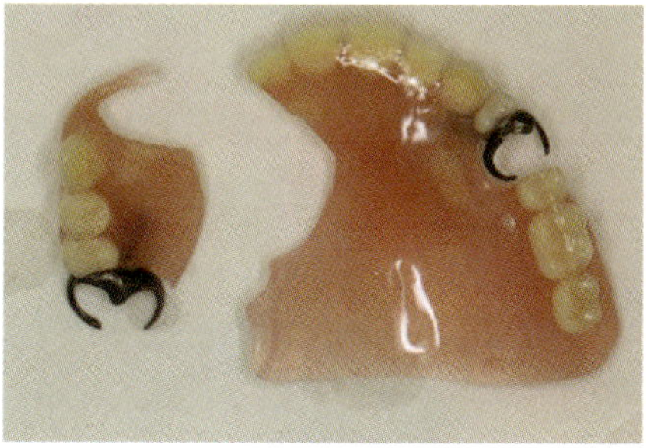

② 破折した義歯

図 Ⅵ-41　義歯破折

⑤ 口の中の色で気づく，義歯性口腔カンジダ症（図Ⅵ-42）．

義歯の形に歯周粘膜が炎症を起こし，真っ赤にみえる．義歯が汚染され，除菌されていないことが原因である．直ちに義歯洗浄，除菌と歯科治療が必要である．

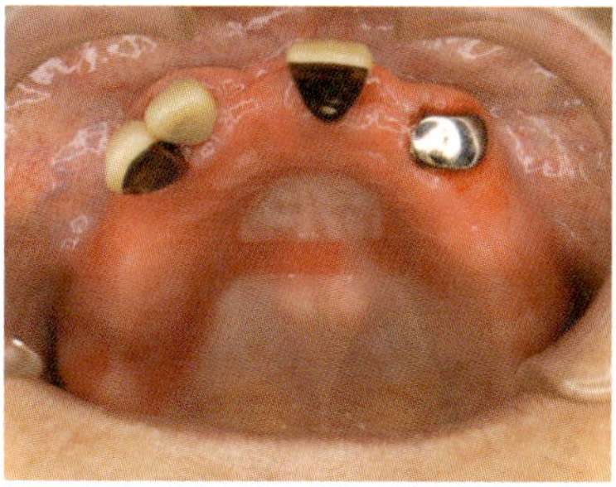

図 Ⅵ-42　炎症を起こした口腔内

⑥ 義歯は本来，黒くない（図Ⅵ-43）.

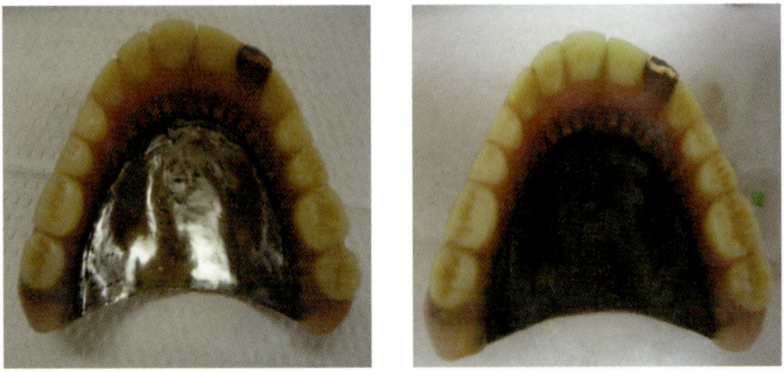

① 本来の義歯の色　② 酸化し黒ずんだ義歯

図 Ⅵ-43　黒い義歯

⑦ 入れ歯の歯と歯茎の部分は色が異なる.
入れ歯は伸びない．歯石沈着は歯科にてきれいに除去する（図Ⅵ-44）.

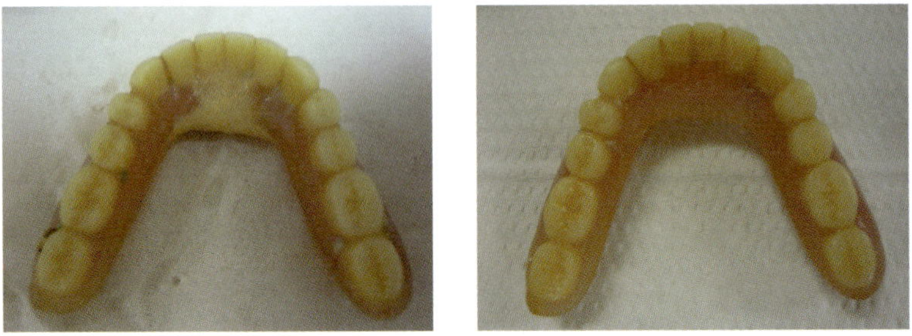

① 歯石沈着した義歯　② 歯石を除去した義歯

図 Ⅵ-44　白い義歯（歯石沈着）

（原　純一，湯田亜希子，吉野ひろみ）

Chapter Ⅵ 多職種からのアプローチ

11 脳卒中リハビリテーション病棟での栄養管理

Summary

- 回復期リハビリテーションでは 2,000 kcal／日を目標
  主食（ご飯）1,000 kcal と副食（おかず）1,000 kcal のトータルで 2,000 kcal
- おいしく安定した栄養量の食事の提供
- 口から食べることを推進するとともに経腸・経静脈栄養や IOE 法などの投与ルートも考える

Essence ① 回復期リハビリテーション病棟での摂取栄養量

回復期リハ病棟では訓練時間が長く患者の活動量も多いため，適切なエネルギー量を投与する必要がある．しかし，正確な栄養量を把握することは容易ではない．誤差については不明な点が多く，また，脳卒中回復期における活動係数・ストレス係数についても一定の見解が得られていないという現状がある．そこで，当院では独自に脳卒中回復期患者のエネルギー必要量の妥当性を年齢階層ごとに分析した．その結果，体重の増減がない程度のエネルギー必要量は，年齢に関係なく 1 日 2,000 kcal と考えられた．そして，60 歳以上では摂取エネルギー量が多くても体重増加はあまりみられなかった．この結果は体重変化がない程度のエネルギー必要量を示すものなので，体重増加を目指す場合はさらに栄養量を追加することになる．

当院回復期リハ病棟では基礎エネルギー消費量（BEE）よりも 1,000 kcal 以上多く摂取できた場合，それ以下の群と比較して FIM（機能的自立度評価表）利得が有意に高かった．また，糖尿病を指摘されている患者では摂取栄養量と HbA1c 変化の間に相関を認めなかった．

以上から当院では以下のように投与栄養量を決めている．

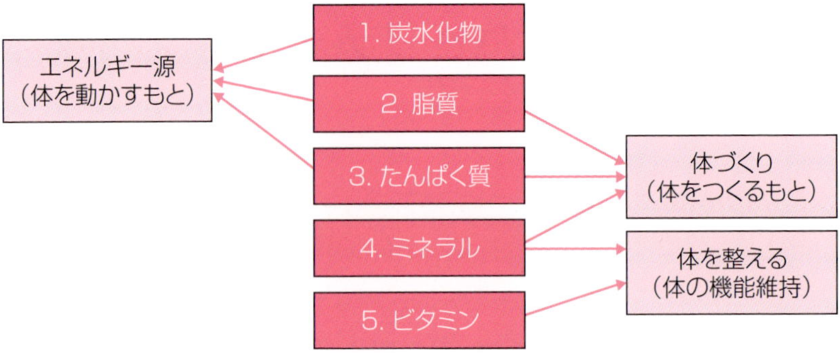

図 Ⅵ-45　栄養バランスの良い食事

・成人男性と 60 歳以上の女性は 2,000 kcal／日以上
・60 歳未満の女性は 1,800 kcal／日
・糖尿病患者は 2,000 kcal／日

筋肉量の低下は初期の栄養不良によって起こり，血中アルブミン低下がみられたときは，すでに筋肉量は低下している場合が多いと言われている．適切な栄養管理とリハビリを同時に行うことによって筋力向上を図ることができるので，入院期間が比較的長期にわたる回復期リハ病棟でリハビリ効果を得るためには，栄養量を安定して提供することが必要となる．

体は，すべて食べたものからできている．効果的なリハビリをするためには，栄養バランスの良い食事（図 Ⅵ-45）で良質な体を作り，体調を整えることが重要である．具体的には炭水化物・脂質・たんぱく質・ミネラル・ビタミンの五大栄養素が整った食事である．訓練をするうえで，5 大栄養素はそれぞれの役割があるので，どれも欠かさずバランスよくとることが大切である．

Essence ②　リハビリテーションに必要な栄養を摂取できるメニュー作り

2,000 kcal を 1 日で摂取する方法としてのメニューの工夫を説明する．

常食では，主食（ご飯）1,000 kcal と副食（おかず）1,000 kcal のトータル 2,000 kcal で，バランスよく栄養を摂れるようにメニューを考えている．

主食が粥食の場合や嚥下食でも，副食（おかず）で 1,000 kcal を摂れるようにするという内容は変わらない.

量については多いと感じることなく，副食(おかず)で1,000 kcalを摂ることができるメニューの組み合わせになるように配慮している．例えば主菜(肉・魚・卵・大豆製品)において，たんぱく質が多く含まれる肉や魚の量は1人1食70 gとしているが，場合によっては80 gでもよいかもしれない．そして，副菜は野菜料理の中にもたんぱく質の食品を加え，エネルギーやたんぱく質を十分摂れるようにする．副菜のサラダにはハムや卵，煮物には肉や豆腐類を加える.

メニューの組み合わせとしては，主菜・副菜共にボリュームがあると食べにくいので,ボリュームがあるものとあっさりとしたものを組み合わせ,食べやすくなるように工夫している.

食が細くなっている患者に対しては，なるべく少量で栄養が摂れるように，食べやすい組み合わせや味付けを意識して献立を組み立てている.

Essence ③ おいしい食事の提供

味付けは，1品が濃いめなら，もう1品は酸味や香りがあるものにして組み合わせる．そうすると，塩分が少々あるものとないものを交互に食べることになり，すべての料理に味を付けなくても物足りなさを感じることなく食事ができる.

高血圧や心臓疾患のために塩分制限のある患者も，緩急をつけて楽しんで食事ができるようにと考えている.

料理の基本となる良質なだしをたっぷりと使うと，食塩量を抑えても，だしのうまみでおいしくなる．だしはかつお節や昆布を基本として，料理によっては干し椎茸や干し貝柱，干しエビなどのうま味も使用し，だしの香りや味を活かして料理をおいしくしている.

嚥下食についても同じように工夫している．食形態が調整された食事であっても，おいしい食事を提供すれば患者の多くは摂取できる.

嚥下食の工夫としては，食べやすい硬さ・切り方・温度などにこだわっている．とろみ食やペースト状の食事で水分を多く含む食事に関しては，煮汁をそのまま使用すると味が濃かったり，逆に薄くなってしまったりするので，必ず味を確認する．また，水分を足す場合はおいしいだしでのばしてからとろみをつけている．

当院の給食部門は直営である．調味料やだしなどの素材は試食して，常に検討している．一つひとつのことを検討する機会があり，栄養部門全体の問題として全員で取り組んでいることからも，専門職の意識を高くもって手がけていることがわかる．患者のために，食べることの楽しみや喜びにつながるおいしい食事を作る心構えができている証拠でもあると感じている．疾患や食形態への配慮がなされたおいしい食事を提供することが，患者の栄養管理の土台になっている．

患者アンケートの結果では，おいしく食べやすいと好評を得ており，それが食事摂取量にも反映されている．全量摂取できている患者は85.5%で，残りの患者も喫食量の7割以上は摂取できている．

食事を毎日摂取できる理由は食事の工夫だけではない．病棟では患者一人ひとりに対して，食器・スプーン・食事姿勢や介助方法・声かけに至るまで，食べることに必要な環境をスタッフが連携して作っている．

Essence④ 必要な食事量摂取への取り組み

1. 食事内容の工夫

食事内容の基本は前述の通り，主食1,000 kcalと副食(おかず)1,000 kcalでトータル2,000 kcalとしているが，食事を全部食べることができない場合がある．また，主食が粥食の場合は量が多くなり食べることができないこともある．そのときには代わりに補食をしたり，おかずを減らして主食ならもっと食べられる症例や，逆におかずなら食べられる症例もあるので，主食と副食(おかず)のバランスを変えて対応する．また，補食も間食で食べたかったり食事と一緒に摂りたかったり様々である．嚥下機能や病態ごとの間食や補食の内容も違うので，患者の食べたいタイミングや量の希望を確認し，できるだけ希望に添うようにする．

丁寧に食事の配慮をすることで，「自分のために親身になってくれている．要望を聞き入れてくれた．食べたいものや，食べられるものを提供してくれる」と患者が信頼してくれるようになる．信頼感が満足度を向上させ，食べる意欲にもつながる．

2. 多職種での栄養サポート

当院は，栄養サポートチームを置いておらず，患者を担当する多職種で栄養サポートを行う体制になっている．食事の摂取量は基本的に担当介護職が記録するが，同時に栄養士，看護師，リハビリ技師，医師がそれぞれの専門的見地から観察し，確認介入を実施する．

食事摂取量が少ない場合や体重増減・活気がないなどの様子がみられた場合，栄養士は看護師やリハビリスタッフとその場でミーティングして，対応を検討する．看護師は患者の身体状況や精神状態について，リハビリスタッフは嚥下機能やリハビリ量について，栄養士は現在とこれからの摂取栄養量を，形態や嗜好，栄養剤の成分や水分量も含めて具体的に提案する．その都度小さなことでも多職種の気づきに耳を傾けて随時相談を受け，栄養障害が疑われる場合はその場でミニカンファレンスを繰り返し，対応していく．

管理栄養士にしかできない丁寧な食事の介入は大切である．目的は，食事内容を工夫して経口摂取量を増やし，栄養状態を改善することである．地道な作業だがそのほうが必要なときに即座に介入可能で，短時間で問題を解決できる．また，医師に上申して指示を仰ぐことも少なくない．小さな成果を少しずつ積み重ねて示していくことは，とても大切なことであると考えている．そのためには，日々多職種と病棟でコミュニケーションをとることが重要で，それは患者の変化を多職種と共有できる貴重な機会となる．

回復期リハ病棟の患者は高齢者が多いので，多様なリスクを伴うことも考慮しなければならない．障害の改善や在宅復帰を支援するためには，多職種が生活を基盤として関わることが重要である．チームで患者の持つ多面性のある問題について，対応していく体制を栄養科も一緒に整えていかなくてはならない．

Essence ⑤ 経口摂取以外の栄養ルートを意識した管理

回復期リハ病棟での栄養管理は，「栄養状態の維持・改善」と「在宅復帰を目的とした栄養ケア」の2つが主である．

1. 栄養状態の維持・改善

ADL向上に必要な身体の基礎作りを行っていくために，積極的な栄養管理が必要である．機能改善を目的として，筋量増加や摂食嚥下についても理解したうえで個々に評価し，臨床経過のモニタリングと修正を繰り返していくことが必要である．

栄養投与ルートは口から食べることを推進しているが，同時に経腸・経静脈栄養やIOE法など，他の投与ルートも考える．経口摂取にこだわるあまり，エネルギーの摂取不足によっての機能低下を引き起こすことは回避したい．

2. 在宅復帰を目的とした栄養ケア

患者の生活スタイルを推測して，それをもとに在宅生活を考慮し，安心して生活を送れるよう病態別・食形態別に具体的に栄養指導を行う．退院後の食事や栄養管理面に課題がある場合は，本人や家族への栄養指導，介護サービス担当者などとの情報交換，栄養管理情報の伝達などを行い，可能な限り安心して在宅生活を送れるように食事・栄養面からの支援を行う．

当院は，嚥下障害食の栄養指導が多いが，一度の説明だけでは家族の不安が強い場合，看護師，言語聴覚士(ST)，栄養士がそれぞれの立場から再度説明する．栄養士の立場からは，調理実習室で患者家族が実際に家庭で使用する器具や道具を用いて調理の体験をしてもらうこともある．例えば，具材が少量だとミキサーができなかったり，蓋の開閉が難しかったり，ミキサーをする長さで仕上がりが違ったり，とろみ材の特徴の違いなどがあるので，実際の調理場面で起こり得ることを事前に予測しながら説明する．

また，高齢な家族も多いため，ミキサーを購入しても使用方法に不安がある場合もあり，家族と一緒に箱から出して説明書を読むことから始めるケースもある．

調理の体験をしてもらいながら話を進めると，家庭での生活スタイルを垣間見ることができ，具体的な提案もしやすい．そして，一度食事を作るとコツもつかめ，家庭での導入もスムースになる．

退院までの流れとしては，在宅退院の場合，退院1～2週間前に栄養指導をする．早めに説明をして準備できるように配慮する．その後，退院前に一度外泊を計画する．これは，食事のほか，環境面も確認するためである．すべての調整が終了後，退院の運びとなる．

理解度によっては繰り返し指導をした後に外泊したり，場合によっては実際に家庭で作った料理をみながら説明することもある．また，食事記録から栄養不足がないかを確認する．確実に実施できるように，実行可能な内容を提案して家族と調整し，不明なところについては，来院した際や電話でも相談を受け付けていることを家族に伝えている．

近年，老々介護や嚥下障害のため複雑な栄養指導が増えており，介護者の力量や理解力は様々である．

在宅は，「治療」という立場ではなく「生活の場」であるので，必要栄養量を摂れ，食べやすい食事という条件だけでなく，さらに以下の 2 つを考えなくてはならない．

1 つは療養者が心配しないでおいしく食べられる方法，もう 1 つは介護する人が 3 度の食事をいかに無理なく作れるかということである．

（菅原久美）

索　引

●B

BMI (body mass index)　15

●I，J

ICF (International Classification of Functioning, Disability and Health)　7

IOE 法 (間歇的口腔食道経管栄養法)　95，148

JMS 舌圧測定器　163

JMS ペコぱんだ　163

●N，R

NSAIDs (非ステロイド性抗炎症薬)　42

Refeeding 症候群　89

●あ

アセスメント　116

圧勾配　30

アルツハイマー型認知症　62，74，76

●い

息こらえ嚥下　46

医師　17，112

胃食道逆流症　41

胃瘻　95

咽頭　51

咽頭機能訓練　164

咽頭機能の低下　164

咽頭ケア　176

咽頭・喉頭　22

咽頭・喉頭炎　52，54，56

咽頭喉頭蓋襞　23，24

咽頭・喉頭機能代償力　65

咽頭・喉頭障害　66，81

咽頭・喉頭モデル　23，24，25

咽頭・喉頭立体モデル　24

咽頭残留　53，162，165

咽頭収縮不全　3，52，54

咽頭貯留　52

咽頭への残留　164

●う

うつ　96

運動障害性咀嚼障害　60

●え

栄養管理　189

栄養士　112

栄養指導　194

栄養バランスの良い食事　190

栄養療法　88

栄養ルート　94

嚥下　6

嚥下圧　30

嚥下関連筋群の強化　158

嚥下機能　6

嚥下機能障害　6

嚥下機能の低下　35

嚥下機能評価　72

嚥下機能評価手順　71

嚥下検査　17

嚥下障害　6

嚥下障害のリスク　72

嚥下造影（VF）検査　17，39，41，48，53，56，78

嚥下対応食　75

嚥下同時引き抜き法　173

嚥下内視鏡（VE）検査　17，38，41，45，52，56，81

嚥下反射　24

嚥下反射時以外の誤嚥　31

嚥下反射惹起遅延　3，103

嚥下反射惹起不全　166

嚥下反射遅延　166

嚥下反射中の誤嚥　30

延髄外側症候群 (ワレンベルグ症候群)　37，45，171

●お

おいしい食事　191

嘔吐　116

送り込み障害　70，160，161

送り込み不全　3

押しつぶし運動　162

●か

開口介助　147

介護士　112

介護者　128

介護報酬　17，19

咳嗽訓練　165

回復期　120

回復期リハ病棟　122，189

回復体位　153
下咽頭貯留　38，52
下顎押し下げ介助　141
顎突出　3，40
下口唇押し下げ介助法　141，142，143
がらがら声　76
カルシウム拮抗薬　42
間歇的拡張法　174
看護　128
看護師　18，112
間接的嚥下訓練　18，154，158
完全側臥位　3，42，65，67，137，138，
　179
顔面神経麻痺　61
顔面麻痺　144，160
●き
義歯　188
義歯管理　184
義歯使用者　186
義歯性口腔カンジダ症　187
器質性咀嚼障害　60
義歯の評価　145
義歯破折　187
偽性球麻痺　54，56
逆流　3，42
吸引　152
急性期　119
仰臥位　65，136
挙上運動　162
拒食　28，74，75，76
筋萎縮性側索硬化症　38，45
筋減少症　52，54
筋原性疾患　52，54
筋弛緩薬　54
●く，け
口呼吸　177
経口摂取　94
経静脈栄養　94
経腸栄養　94
経鼻経管栄養　95
頸部回旋　3，39，140
頸部回旋保持方法　140
頸部前屈　135
頸部前傾　69
言語聴覚士　18，112
検査介助　131
検査中の介助　132
検査前説明　131
●こ
降圧薬　54，57
抗うつ薬　96，101
口角炎　187
口腔　59
口腔咽頭移送障害　61，73
口腔乾燥　179
口腔機能訓練　160
口腔機能代償力　65
口腔ケア　176，178
口腔内移送　140
抗コリン作用がある薬剤　42
甲状軟骨形成術Ⅰ型　99
口唇開大不全　62
口唇訓練　160
口唇の開閉状態　141
向精神薬　54，57，101，102
抗てんかん薬　54，57，101，102，103，
　104
喉頭　44
喉頭蓋機能不全　46，72
喉頭挙上術　98
喉頭挙上能力　162
抗パーキンソン薬　42
抗ヒスタミン薬　101，103
抗不安薬　101
誤嚥　27
誤嚥性肺炎　9
誤嚥防止術　100
誤嚥防止弁　30
呼吸管理　91
呼吸能改善　92
呼吸理学療法　92
5 大栄養素　190
ゴロゴロとした呼吸　152
●さ
最大筋力　155
在宅復帰　194
作業療法士　18，112
左右運動　162
3 姿勢　65
残歯評価　145

● し
歯科医師　17，112
歯科衛生士　18，112
姿勢　65
姿勢保持介助　133
持続唾液誤嚥　92，152
自動運動　154
自動介助運動　154
社会福祉士　112
シャキアエクササイズ　165
重症筋無力症　38，45
主食　190
准看護師　18
障害受容　107
上部消化管内視鏡　42
食後座位　3
食事介助　140
食事時間延長　117
食事摂取量減少　117
食道　37
食道アカラシア　41
食道咽頭逆流　37，41，72
食道炎　42
食道がんによる狭窄　41
食道憩室　42
食道障害の評価　78
食道蠕動運動の低下　41
食道入口部開大不全　3，37，72，98，165，171
食道変形　41
食道裂孔ヘルニア　42
食の楽しみ　106，109
自力摂取可能性　65
神経疾患　52
神経障害　45
心理・認知障害　73
診療報酬　17，19
● す
睡眠薬　101
スクリーニング　115
ストレッチ　167
スルピリド　102
● せ
生活期　123，125
制酸剤　42
声帯内注入術　98
声帯内転術　98
声門の閉鎖　165
声門閉鎖不全　3，44，72，98
舌運動低下の評価　145
接遇　75，128
摂取栄養量　189
摂食　6
摂食嚥下障害　6
摂食嚥下メカニズム　26
摂食機能療法　17
舌前方保持訓練　164
舌の筋力訓練　162
舌の突出　162
前傾座位　3，65，133
蠕動運動改善薬　42
● そ
挿管後の声帯閉鎖不全　166
総義歯　185
咀嚼　26，181
咀嚼障害　59，73
咀嚼評価　182
咀嚼不全　3
尊厳あるケア　128
● た
体位ドレナージ　92
体幹角度　66
体重低下　129
代替栄養法の選択　95
唾液誤嚥のコントロール　91
唾液の持続誤嚥　49
多職種相互乗り入れ　113
多職種での栄養サポート　193
他動運動　153
多発性筋炎　171
多発脳卒中　61
痰がらみ　49
単純引き抜き法　173
● ち
窒息　117
中咽頭残留　55
中咽頭収縮不全　54
中心静脈栄養　94
調理師　112
直接的嚥下訓練　18，62，158

低栄養　15
抵抗運動　154
低体重　15
堤防機能障害　3
●と
頭頸部　69
頭頸部の手術後　171
等尺性運動　155，156，165
等張性運動　155，165
頭部挙上訓練　48，164，165
投与栄養　88
取り込み障害　61，160
トレーニング　156
とろみ食　191
●な，に
内視鏡操作方法　82
日本人の栄養摂取量　15
認知症　75
●ね，の
粘性　53
脳血管障害　166
脳梗塞　126，129
脳梗塞後遺症　89
脳出血後遺症　57，103
喉の痛み　41
喉の違和感　41
飲み込みに時間がかかる　164
●は
肺炎　9，117
肺炎死亡者数　9
排痰補助　92
発熱　117
早食い癖　183
バルーン嚥下法　174
バルーンカテーテル　172
バルーン訓練　171
反回神経麻痺　37，45，52，54
反射惹起遅延　55
反復可能最大重量(repetition maximum；RM)　155
●ひ
鼻咽腔閉鎖訓練　170
ビスホスホネート製剤　42
披裂喉頭蓋襞　22，23
頻繁な嘔吐　41
●ふ
フィニッシュ嚥下　55，146
負荷量　155
腹臥位　22
副食　190
福村モデル　71，72
付着性　53
プッシングエクササイズ　165
部分床義歯　185
ブリッジ　83
不慮の窒息死　12，14
プリングエクササイズ　166
ブローイング訓練　170
●へ，ほ
ペースト状の食事　191
ペースト食　76
弁　26
弁機能　27
補食　192
●ま
マッサージ　167
末梢静脈栄養　94
末梢性反回神経麻痺　165
慢性の咳　41
●む，め，も
むせ　3，35，43，49，52，57，103，116，183
胸焼け　41
メンデルソン手技　167
目標 BMI　88
餅　7，8
●や
薬剤性嚥下障害　101
痩せ　117
●り
理学療法士　18，112
流涎　129
輪状咽頭筋切断術　98
●れ，ろ
冷圧刺激法　166
呂律緩慢　76，129
呂律障害　54，63

編著者略歴

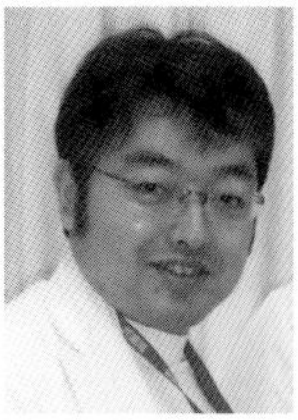

福村　直毅
（ふくむら なおき）

1998年　山形大学卒業
同大学脳神経外科入局
2001年　庄内医療生協
2002年　長町病院リハビリテーション科
坂総合病院リハビリテーション科
2003年　聖隷三方原病院リハビリテーション科
秋田県立リハビリテーション・精神医療センターリハビリテーション科
2004年　鶴岡協立リハビリテーション病院リハビリテーション科，科長
2011年　同，部長
2015年　社会医療法人健和会健和会病院 健和会総合リハビリテーションセンター長

医療《いりょう》・看護《かんご》・介護《かいご》で役立《やくだ》つ
嚥下《えんげ》治療《ちりょう》エッセンスノート

2015年11月25日　第1版第1刷発行（検印省略）

編著者　福《ふく》　村《むら》　直《なお》　毅《き》
発行者　末　定　広　光
発行所　株式会社 全日本病院出版会
東京都文京区本郷3丁目16番4号7階
郵便番号113-0033　電話（03）5689-5989
FAX（03）5689-8030
郵便振替口座　00160-9-58753
印刷・製本　三報社印刷株式会社

ISBN　978-4-86519-214-8　C3047